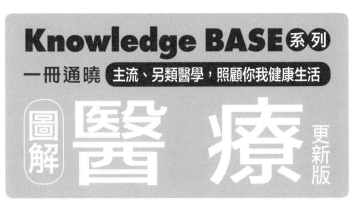

Knowledge BASE 系列

一冊通曉 主流、另類醫學，照顧你我健康生活

圖解 醫療 更新版

楊朝傑 著
江倪全 審訂

維持生活品質必須具備醫學知識，提高就醫效率和主動維護健康

文◎江倪全
（長庚大學微生物及免疫學科副教授）

　　醫學的進步使得我們能維持健康的身體、不僅改善了生活品質，也延長了壽命。隨著平均壽命的延長，每一個人都將面臨到的問題是，如何在身體隨著時間流逝而逐漸老化時，善加利用身邊的醫療資源幫助我們維持身體的健康，在出現病痛時能即時的進行有效的醫療，並維持生病時的生活品質。在不久的將來，當高齡化社會的趨勢愈來愈明顯時，醫護人員不可能有辦法照顧所有的人，因此基礎的醫學觀念、居家照護與保健醫學等常識，成為現代人必須具備、也是維持老年生活品質不可或缺的能力。

有系統地學習醫學知識，以便在合適時機找到對的醫護人員

　　醫師、醫檢師、護理師、及藥師等醫療從業人員在醫學院必須經四～七年不等的學習，在進入醫院之後，還需經過實習訓練及各類考試評量，並在每年參加各式的課程以充實專業知識。此外，近十年來生物醫學技術突飛猛進，包括如分子生物學及影像醫學等學理及技術的進步，大幅度地改變了醫學的檢測及治療方法。因此，一般的民眾想要熟悉醫學這個領域，其實是相當不容易的事情。所幸，在目前專業分工與資訊透明的時代，知識的取得相對變得容易，一般民眾若能具有基本的醫學知識，便能在合適的時機找到適當的專業醫護人員以提供協助，在最短的時間以最有效的方法來解決身體的問題。而要達到這樣的目標，有系統地閱讀醫學相關的書籍是最好的方法。

　　然而，怎麼樣才是所謂「有系統地閱讀」呢？在學校，老師們會由淺入深，逐步介紹基本生物學的概念、身體的組成與運行的法則、以及現今醫療方法的原理與應用，希望學生能先了解生物體運行的法則，接著了解人類身體的結構與特性，最後結合理論與實務，使學生能融會貫通，並掌握醫療的原理與方法。但是一般人平時接觸來自各式媒體的資訊，如果沒有專家能在旁說明，所得到的醫學知識通常都是片面的認知。因此，若有好的入門書籍引導，除了能更全面地了解醫學這個領域的各種基本觀念，有了好的基礎，也才能更深入地了解各種醫學的原理。

了解基礎知識和臨床知識，對就醫效率有實質的助益

本書《圖解醫療》從身體最小的組成單位「細胞」開始介紹，在基礎醫學相關的這兩個章節，向讀者說明生物體運行的基本原理，並進一步說明身體運行的法則，對於過去沒有生物學基礎的讀者來說，除了可以了解生物學的概念外，也是進一步了解醫學這個領域所必備的重要基礎知識。

有了基礎的知識後，作者在臨床醫學相關的兩個章節介紹了現今醫療體系的架構以及主要治療的方法。這些章節的內容，可以幫助讀者了解醫院中各個科別專精的醫學項目及其對應所醫治的主要疾病類別。對讀者立即的幫助是，當你生病的時候，會更清楚知道要去看哪一個科別、找哪一方面的醫師來解決身體的問題，而不是用猜的去決定要掛那一科。找到對的醫生，用對的方法才能有效地解決疾病問題，對一般不具有醫學背景的讀者而言，這些內容不僅能充實醫學的知識，在生活上也有實質的幫助。

面對疾病時應能獨立正確判斷，不隨流言起舞

這幾年在台灣發生了幾次較為嚴重傳染性疾病，如SARS（嚴重急性呼吸道症候群）、流行性感冒、登革熱、及腸病毒等等，加上媒體的推波助瀾，在當時造成許多民眾的恐慌。醫學是實證科學，也就是在下任何結論、或是在政府相關單位執行任何防疫措施之前，都必須有實驗室的實驗數據做為依據。作者介紹了在檢驗醫學及影像醫學的相關檢驗原理及數據的意義，除了可使讀者初步了解這些在臨床醫師背後提供重要檢驗數據工作的單位，同時，這些內容也可以幫助讀者更深入地了解檢驗報告的內容及含義。在未來，面對疾病的發生，也才能藉由閱讀正確的資訊，保持冷靜並尋求適當的幫助，不盲目地跟隨媒體而有不必要的恐慌。

預防勝於治療，積極管理生活方式才是健康的根本

在生病時才找醫師治療，不如平時做好保養的工作。預防及保健是現代人必備的觀念，有了正確的觀念，不但對自己的健康有益，也能減輕未來下一世代的負擔。由於高齡化社會的趨勢相當明顯，各大醫院及學術單位對預防及保健醫學都相當重視，透過此書的介紹，讀者可以更清楚地了解預防及保健醫學的預防措施與原理，並可善加利用，透過積極管理生活方式以維護自己身體的健康。

身體健康是一切的根本，具備基礎的醫學知識，並善用現有的醫療資源才能有效保持身體健康及維持生活品質。此書除了涵蓋西醫體系中基礎醫學及臨床醫學的介紹，說明醫學檢驗的方法及重要性，並解釋預防及保健醫學的內涵，在最後也涉及傳統中醫學理論、另類醫學的議題、及現今醫學發展方向的介紹，是重視健康和醫療意識的現代人不可錯過的入門書籍。

江俔全

第 **4** 章 臨床醫學① ── 以藥物治療為主

第5章　臨床醫學② ── 以手術治療為主

第**6**章 **檢驗醫學**——數據會說話

第 7 章　影像醫學──眼見為憑

第 8 章　預防及保健醫學──未雨綢繆

第11章 不斷進步的醫學

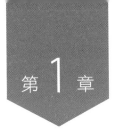

第 1 章

認識醫學

人類對自我身體的認知，從懵懂無知到能夠以「科學」的方式來了解身體，歷經克服種種迷信、傳統等困難，方能逐漸理解人體生命的運行原理，並尋得醫治疾病的方法。

醫療以醫學知識為基礎，醫學從臨床治療驗證並修正

醫學從古至今，一直以來都是種追求人類該如何健全生存的學問，凡是關於解決生命中損害健康的各種疾病難題，以及提升生活品質至康樂的層次，都是醫學所涵蓋的領域，各種相關知識學門也應運而生。

醫學與醫療相輔相成

「醫」為「治療」之意；而「醫學」可以理解為「治療的學問」，所以「醫療」即是「運用醫學的知識進行治療的行為」，目標都是處理、解決影響人類身心健全的相關問題；只是前者著重於知識的累積與應用，後者著重在實際治療的執行層面。

影響身心健全的關鍵有著諸多因素，包括了身體本身、環境及心理因素等；一旦身心失去平衡的狀態時，即是疾病發展的開端。醫學為了克服這些疾病因素所造成的失衡影響，衍生出許多不同的治療手法，例如使用藥物治療、手術治療、針灸治療。醫學與醫療彼此之間有著緊密相輔相成的關係，醫學從醫療的臨床應用上獲得理論上的驗證；醫療有了醫學的知識以及科學驗證做為基礎，在理論與實作中相互截長補短，蓄養出更豐厚紮實的醫學理論，使解決方法更為精進。

西方醫學是當今的醫學主流

醫學以科學的方法探討人體身心健康的問題，要處理的範圍既廣泛又細微，因此現今醫學以科學化的方式將這門龐雜的學問往下細分為各種次學科，藉由專業上的分門別類，讓一般人可以比較容易了解醫學這項學問。

對人體生理基本運行原理的研究稱為「基礎醫學」，其目的為研究正常生理狀態與疾病發生的原因。而應用「基礎醫學」的知識來針對疾病進行治療的學問稱為「臨床醫學」，依據醫療手段的不同，可再次分為二大類：以藥物治療為主的「內科學」，和以手術治療為主的「外科學」。其他還有協助臨床醫學進行疾病診斷的學門，如實驗室檢查為主的「檢驗醫學」與拍攝影像為主的「影像醫學」。而這些均以科學方法為基石、起源於西方世界，所以又稱為「西方醫學」，亦是目前世界通行的主流醫學。但實際上世界各地還有許多不同的醫療方式，相對地，被統稱為「輔助及另類醫學」。

●醫學的主要範疇

臨床醫學

主要是根據基礎醫學的基礎，實際觀察患者的不適或是疾病加以診斷、治療的學科，又可再分為：

❶內科學
以藥物治療為主。
再細分為：
● 心臟內科
● 肝膽腸胃科
● 腎臟科
● 血液科
● 腫瘤科
● 內分泌科
● 過敏免疫風濕科
● 精神科
● 復健科
＊另有以疾病預防
　與健康促進為主
　的「預防及保健
　醫學」。

❷外科學
以手術治療為主。
再細分為：
● 胸腔外科
● 心臟外科
● 血管外科
● 神經外科
● 婦產科
● 泌尿外科
● 移植外科
● 眼科
● 耳鼻喉科
● 牙科
● 骨科
● 整形外科

❸檢驗醫學＆影像醫學
透過儀器檢驗與影像拍攝來協助臨床診斷。再分為：
● 檢驗醫學
　血液檢查
　血清檢查
　生化檢查
　微生物檢驗
● 影像醫學
　內視鏡檢查
　超音波檢查
　X光檢查
　伽馬射線治療
　核磁共振檢查

基礎醫學

對人體的結構、運作與疾病的研究，做為治療的病理依據。可分為：
● 生物化學
● 分子生物學
● 遺傳學
● 微生物及免疫學
● 血液學
● 組織學
● 生理學
● 解剖學
● 病理學
● 藥理及毒理學
● 流行病學

醫學

西方醫學
為西方的醫學，也是現今主流醫學，醫學內容分為兩大部分。

非主流醫學
有別於西方醫學，在世界各地發展出不同的醫療文化。

輔助及另類醫學

為西方醫學以外的醫療方式。
現今常見的五大類輔助及另類醫學有：
● 另類醫學　　　　● 身心療法　　　● 生物療法
● 操作及身體療法　● 能量療法

例如 傳統中國醫學是以中國哲學中的陰陽五行觀做為理論基礎，透過望、聞、問、切等四診探求病因、並進行治療。

醫學是「經驗法則＋近代科學實證」累積的結果

健全的生命是人類追求的終極目標，生老病死是生命必經的過程，不管在任何一個階段，維持健康的身體或是減輕疾病與死亡的痛苦，都與醫學息息相關。在文字與科學不發達的時代，人類就已開始懂得簡易的醫療，而這些寶貴的經驗也藉由各種型式流傳至今。

古代醫學知識是從經驗法則累積而來

口耳相傳中的神農氏嘗遍百草，這樣的傳說或許所言不虛。目前最早的記錄是在法國的拉斯考克斯山洞發現的公元前一萬三千～兩萬五千年的壁畫，就已描述了如何使用藥草。嘗試錯誤是最原始解決問題的方法，藉由逐一嚐試不同草藥的特性，來發現特定病症可以用某類草藥治療，靠著前人的經驗法則，慢慢累積出醫療的知識。雖然缺乏科學方法的系統性，也無法有效解決後續衍生的問題，在治療過程中亦有種種安全上的疑慮，但可知，醫學在古文明階段已開始將知識系統化，以便讓後代子孫運用並延伸這些智慧，醫療文明因此得以在不同的文化裡開始發展出來。

傳統醫學與近代醫學的知識傳承和記錄

古時候，生病的人往往會請求巫師的協助，早期醫與巫是兩者合一的。由此可知，自古以來，治療的能力是人們重視的神奇力量，而且長久以來與宗教信仰融合在一起。古代醫學多半以口耳相傳，至文字發明後才被記錄下來，從目前的文物資料中可發現，在公元前一千～三千年的印度、埃及、中國、和巴比倫等古老文明，都有關於醫學的記載。

西方醫學是始於公元前一百～五百年的古希臘，被譽為西方「醫學之父」的希波克拉底寫的《希波克拉底文集》，是現在研究希臘醫學最重要的典籍。另一位蓋倫醫師在當時已進行了許多大膽創新的手術，包括腦和眼的手術，其解剖學文章成為中世紀醫生的大學課程支柱。從公元六世紀～十三、十四世紀文化遲滯不前，醫學家多為醫學百科全書的編纂者，收集了古代西方醫學並加以系統化。此時的歐洲不管哲學、科學或醫學仍與宗教有著緊密的關係，因此多半含有迷信的成分，直到十四～十八世紀間才漸漸將醫學與宗教做切割，發展為現今系統化與科學化的醫學知識。

● 醫學的起源

遠古

古代醫學
原為口耳相傳，自文字發明後，被記錄下來。

傳統西方醫學
起始於古希臘時代，此時的醫學尚停留在醫與巫兩者合一。

黑暗時期
所有的文化與科學均受到宗教的限制與管控，因此醫學遲滯不前。

近代醫學
科學導向的醫學開始突飛猛進的發展。

現代醫學
系統化與科學化造就醫學持續地進步。

— BC600
— BC100
— 400
— 900
— 1400
— 1900

今

● 公元前 13000 ～ 25000 年
法國拉斯考克斯山洞發現壁畫，描述了藥草的使用。

● 公元前 3000 年
史上第一部醫學著作為埃及的艾德溫‧史密斯紙草文稿。

● 公元前 2750 年
最早的手術發生於埃及。

● 公元前 2696 ～ 2598 年
中國《黃帝內經》記述了黃帝與岐伯關於醫藥健康的談話。

● 公元前 2000 年
最古老的巴比倫醫學文獻。

● 公元前 1069 ～ 1046 年
巴比倫早期最詳盡的醫學文獻《診斷手冊》。

● 公元前 460 ～ 370 年
希波克拉底，訂立醫師誓言，以及《希波克拉底文集》是希臘醫學最重要的典籍。

● 公元前 129 ～ 200 年
蓋倫創新的手術，和其解剖學的文章為中世紀醫生的大學課程支柱。

○ 公元 13 ～ 14 世紀
當時拜占庭文化下的醫學家收集及編纂西方醫學百科全書並加以系統化。

○ 公元 14 ～ 18 世紀
文藝復興及啟蒙時代漸漸開始將醫學與宗教做切割。

○ 公元 19 世紀
實證醫學開始發展，採用目前最佳的證據，做為臨床治療方式的參考。

17

什麼是健康

健康的定義隨著醫學的進步而不同

醫學關注的健康問題，不只是改善身體疾病，更是包含了生理、心理和社會適應三方面的整體醫療。人類的健康情形，也不像簡單的銅板二面，正反易辨，因為疾病常是漸進式的，有著容易忽視的灰色地帶。醫學因為了解疾病發生的過程，因而要及早採取相應的治療，既要治標也要治本。

健康涵蓋了生理、心理和社會三面向

傳統的健康概念認為「身體沒有疾病就是健康」，這是很狹隘的觀點。目前在醫學領域對健康的定義，以世界衛生組織（WHO）所做的解釋最具代表，認為「健康不僅是沒有生病或體質健壯，而是指在生理、心理及社會適應三個方面全部良好的一種狀態」。由此可知健康的概念非常廣泛，涵蓋了身體層面、心理健康、和適應不斷改變的社會等三面向。

因應這二種不同層次的健康定義，醫學也可以從狹義與廣義來看，狹義的醫學只企圖將身體由不正常的狀態恢復成正常的狀態，或減輕病人的痛苦。但這麼一來等同將人「物化」，人是有情緒和感情的，但醫護人員卻會因此忽略了心理變化與社會因素在疾病過程中所產生的影響，造成所謂「見病不見人」的現象。廣義的醫學則關注「人」的本質，不單是只有身體層面，而是身體、心理與社會適應能力整合而成的個體，藉由這樣多層次的醫學模式，才能將人類的疾病做全面整體的透視。

健康是種平衡狀態

身體的健康與不健康並非一刀切、涇渭分明，兩者之間經常存著一段過渡時期。健康是由身體、心理與社會適應三個面向共同組成，影響健康的因素除了身體功能的狀態之外，還有心理與社會適應力三者的交互影響。健康的身體可以支撐心理上的自信心與愉悅感，心理引發的情緒也會影響生理的運行狀態，對外在環境的適應力亦會間接影響心理和生理。這些複雜的交互作用一點一滴累進地影響身心狀態，從健康到不健康、不健康到真正生病，過程中往往也較不易察覺。醫學的目的，即是察覺出疾病發生前的細微徵兆，以及疾病發生時的規律過程為何，及早採用適合的治療方式，使人們恢復身心健康的狀態。實際做法上，除了以「治標」的臨床醫學解決疾病問題，還包含了「治本」的預防及保健醫學、防患於未然。

●健康的定義

健康
＝

狹義　健康的身體

> 易造成人被物化，見病不見人的情況，忽略性格、感情和社會因素。

廣義　健康的身體 ✚ 健全的心理 ✚ 良好的社會適應能力

全面的健康
包含身體功能的健全、心理的愉悅、社會的適應力，如果任一個層面發生異常，都會打破健康的平衡。

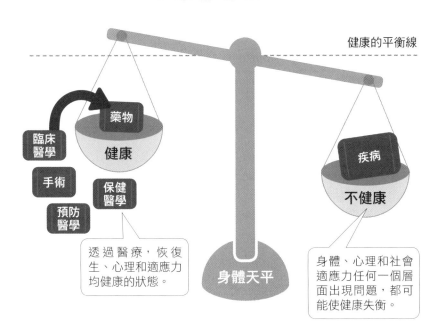

健康的平衡線

藥物

臨床醫學

手術

保健醫學

預防醫學

健康

疾病

不健康

身體天平

> 透過醫療，恢復生、心理和適應力均健康的狀態。

> 身體、心理和社會適應力任何一個層面出現問題，都可能使健康失衡。

醫療與疾病

療癒疾病是醫療的目的，
了解疾病則是如何治療的依據

疾病打亂了身體健康的平衡、造成損害。找出改善、治癒疾病的解決之道是醫療持續耕耘的方向，其中，了解疾病的病因、過程、變化等致病機轉，則是治療疾病時憑藉的依據。

充分了解疾病，是精確治療的根本

身體因疾病的破壞而出現異常，醫學即是尋找破壞身體恆定的起因，進而找出解決之道。疾病是人體在特定原因的損害下，造成體內原本正常的調節系統出現紊亂、異常的過程。如感冒大多是因病毒感染呼吸道所造成，病毒在呼吸道細胞中繁殖與破壞，引發免疫系統的發炎反應來清除受感染的細胞，身體為了排出發炎反應生成的產物，進而出現流鼻水、咳嗽等異常的症狀。所以，疾病就是「打破身體健康平衡的變化過程」。

疾病不一定是由單一因素引起，每種疾病的致病原因、形成過程也都不盡相同，疾病會引發各種複雜的機能、代謝和形態結構的異常變化，又可使各器官系統間、以及身體與外界環境之間的協調關係發生障礙，因而在身體或行為上產生不同的症狀。醫學便藉由了解這些症狀進行推斷可能的致病因素，整理出疾病發生過程中頻繁出現的規律性現象，實驗合適的藥物與治療方式。因此了解疾病的原因、過程、變化等致病機轉，正是醫學在治療疾病時所憑藉的解決依據。

醫療的目標在生命整體的健全

疾病發生時，除了造成身體上的病痛，也會因身體不適而影響到心理上的不愉快。目前醫療方法不管是內科利用藥物、或經由外科手術，以及預防醫學著重降低疾病發生率的手段，其目的都是為了消除或防止疾病對於身體造成傷害，這也是早期臨床醫學的目標。但是隨著時代的進步，醫療也逐漸將目標轉向關注整體生命的健全性，不單只是考量讓身體保持「活著」，如何活得有品質也是醫療的重要目標。在保健醫學以及另類療法上已開始針對提升身心的品質，發展出一些讓生命更健全的策略或是方法，例如推行定期子宮頸抹片檢查的健康教育及健康政策，以及善用另類療法的按摩、氣功、生機飲食等自然無痛式療法。

● 疾病與醫療的關係

以流行性感冒為例

醫學治療怎麼做

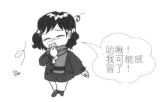

哈啾！
我可能感
冒了！

Step 1 發現與觀察症狀

例 出現的感冒症狀有：
- 打噴嚏。
- 流鼻水。
- 咳嗽。
- 發燒。

致病因素尚
未被診斷出
時，施以減
緩症狀的支
持性療法。

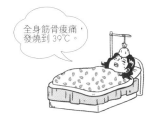

全身筋骨痠痛，
發燒到39℃。

Step 2 從基礎醫學了解疾病影響身體的過程

例 感冒症狀發生過程與變化通常是：
- 病毒感染呼吸道。
- 病毒於呼吸道細胞中繁殖。
- 引發免疫系統發炎反應。

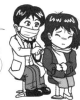

你得了流行感
冒，要記得定
時吃藥喔！

Step 3 診斷病因，正確投藥

例 醫生診斷病因為：
- 確定流行性病毒感染。
- 給予抗病毒藥劑。

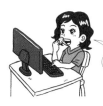

好多了，
來看韓劇
吧！

Step 4 臨床醫療結束，身體恢復健康

例 服藥後感冒症狀逐漸消失：
- 感覺痊癒，身體恢復健康。
- 解除不舒服症狀。
- 追蹤患者復原狀態。

筋骨終於不痠
痛了，來騎腳
踏車兜風！

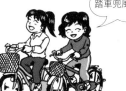

Step 5 進一步關懷心理和社會生活層面

例 身體恢復後，督促維持身心健全的生活
型態，如：
- 心理層面的治療。
- 生活上的健康促進，如運動。
- 預防性措施，如打疫苗。

判斷症狀情況需開刀否，選擇看內科、或外科

人體像個精密的小宇宙，由體內各種系統的協調才能維持身心的動態平衡。醫學從了解身體正常的運行方式，判斷出身體發生異常的原因，再利用內科的藥物治療或外科的手術治療，解決疾病對身體造成的傷害。

從正常判斷出異常

大家熟知的太陽系主要由八大行星所構成，各個行星圍繞著太陽進行公轉與自轉，長久以來維持著動態的平衡。人類的身體也像是個小型的太陽系，由八大系統組成，分別為**運動系統、神經系統、內分泌系統、循環系統、呼吸系統、消化系統、泌尿系統**與**生殖系統**，藉由這些系統彼此協調配合、互相聯繫與制約，使人體內部各種複雜的生命活動能夠正常運行，並維持身體的生命力。醫學經由了解各個系統的主要負責器官，與各自執行的功能，像是執掌與外界環境進行氣體交換的呼吸系統，或是調節身體生長、發育、代謝和生殖的內分泌系統等，知道了身體如何正常運行的機制後，便能在疾病發生時，判斷出發生異常的位置與失調的功能為何，再利用醫療的各種手段使得身體失常的系統恢復到正常運行的軌道上。

內科和外科都是醫療的手段

平常生病時走進醫院裡，常會分不清楚到底是要選那一科。在臨床醫學的分類上，主要可以簡單分為內科與外科二大科別，而內科和外科的主要差異，並非是以疾病的種類或是病變發生的位置來進行分類，而是以利用何種醫療方式來區別。內科是以藥物治療為主的醫療方式，而外科則是以手術治療為主的醫療方式，因此只要單純先以「是否要開刀治療」判斷，就能分辨該看內科或外科。

不管是利用何種醫療方式，目標都是為解除疾病對身體造成的傷害，更何況有些疾病不能只靠單一科別治療，需藉由內科與外科雙管其下才能得到完整的治療。目前多數醫院的分科方式，都是經由這二大科再往下細分，例如內科再細分為心臟內科、內分泌科等，或是外科再細分為胸腔外科、神經外科等，讓醫生可以針對負責的專科有更深入的了解，也能經由這樣精細的分工提升各專科對特定疾病的專業程度。

●內、外科的診斷步驟

Step 1 了解人體結構與運作方式

①神經系統

包括腦、脊髓和神經，能測知環境的變化，決定如何應付，並指示身體做出適當的反應。

②呼吸系統

包括鼻腔、咽、喉、氣管、支氣管和肺，負責身體與外界環境進行氣體交換的過程。

③消化系統

包括口腔、咽、食道、胃、小腸、大腸、肛門、以及唾液腺、胃腺、腸腺、胰腺、肝臟，共同完成消化食物、吸收與儲存養分。

④泌尿系統

包括腎、輸尿管、膀胱及尿道，負責尿液的產生、運送、儲存與排泄。

⑤循環系統

包括細胞內液、血漿、淋巴和組織液，是氧氣、養分、廢物等的運輸管道。

⑥運動系統

包括骨、關節和肌肉，讓人體可運動、靜止，從事各種活動。

⑦內分泌系統

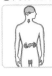

包括甲狀腺、甲狀旁腺、腎上腺、垂體、松果體、胰島、胸腺和性腺，負責整個身體的生長、發育、代謝和生殖的調控。

⑧生殖系統

男性由陰莖、睪丸、附睪、陰囊、前列腺等組成；女性由陰蒂、陰道、陰唇、子宮、輸卵管、卵巢等組成，主要功能是產生生殖細胞，繁殖新個體，分泌性激素和維持性徵。

Step 2 判斷引起疾病的異常位置與影響

Step 3 選擇合適的治療方式

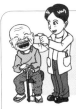

方法1
內科是診斷出疾病的種類，投以藥物治療為主的醫療方式。

方法2
外科確認病變發生的位置，施以手術治療為主的醫療方式。

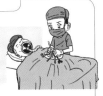

內科亦是施行外科前的必要治療過程。

依據科學證據，良知地、明確地、明智地進行治療決策

醫學是處理攸關生命的問題，對於知識的確立需要十分嚴謹的過程，利用科學的方法才能夠精確地做好把關，而對於醫療行為也必需經由實證醫學的概念來執行，才能讓病患獲得最適當的照護。

一分證據說一分話

醫學的知識與經驗，是由許多學者及醫療人員不斷更新及累積的，不管是從基礎醫學的研究上，或是從臨床醫學的治療上，每天都可能有新的發現、或是出現更好的治療方式。醫學面對的是攸關生命的問題，不能只靠過去的經驗法則輕易下診斷或是決定治療方式。一九七二年英國流行病學家考科藍醫師首次提出實證醫學的概念，認為所有的醫療行為都應該根據嚴謹的科學研究證據，並定義其為「良知地、明確地、明智地採用目前最佳的科學證據，做為照顧病患臨床決策的參考」。其中「良知地」代表要爭取病患最大的權益，「明確地」代表科學的精神，「明智地」代表不隨便接受未經求證的說法，當醫療人員盡其所能達到這三方面的要求，便能得到目前對病患而言最合適的診斷及治療方式。

科學方法講究邏輯與證據

科學認為萬事萬物的運作有一定的邏輯和原則，要解開各種現象之謎時，不僅必須符合邏輯、亦必須講求證據，這樣的做法稱為「科學方法」。科學方法最重視的是邏輯性，對於一項事物發生的因果關係，必須在前後不產生矛盾的情況下來進行解釋。舉個簡單的例子來說明，我們先觀察到「天空下雨」的情況，可以推論出「地面濕」的結果，但如果情況相反時，我們先觀察到「地面濕」則不能直接推斷是「天空下雨」的結果，因為「地面濕」的發生原因不只是「天空下雨」一種而已。

科學家通常要解釋問題時，首先第一步是觀察，觀察事物在某些固定條件下自然發生的情況；然後將觀察到的事實，建立一個假說，根據假說預測引申出事物發生的可能因素；之後再利用實驗加以證明該假說的正確性，這便是科學方法的大致運作流程。而科學方法用在醫學上，差別只是將觀察的對象集中為人體的生命現象，再進一步利用實驗去驗證生物體運作的機制。

●醫學如何運用科學方法

做法原則	實例① 以細胞為例	實例② 以感冒為例

觀察
觀察事物在某些固定條件下自然發生的情況。

 顯微鏡觀察到生物切片的微小格狀結構。

 觀察感冒症狀在與病患接觸後會傳遞給健康的人。

提出問題
將觀察到的事實,建立一個假說。

是否所有生物體均由此微小格狀結構組成?

患病過程是否為某不明介質的傳遞,而造成疾病?

假說
根據假說預測引申出事物發生的可能因素。

暫定格狀結構名稱為細胞,假設其為所有生物體的基本單位。

假設此介質具有造成感冒症狀的傳染能力。

實驗
利用實驗加以證明假說的正確性。

實驗觀察更多種類的組織切片,以驗證提出的細胞假說。

從病患檢體分離出傳染介質,再由細胞與動物實驗證明此介質的傳染能力。

學說(結論)
根據實驗結果做出結論。

生物體均由一個或一個以上的細胞組成,是基本生命單位。

定義此傳染介質名稱為病毒,且為造成感冒的致病因素,可經患者接觸而受感染。

> 學說發表後,還需要更多的實驗來反覆證明其正確性,才能將學說確認為定律。

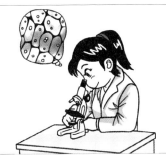

科學方法的實證過程,往往跟科技技術的進步有關,如果在驗證假說時,沒有科學儀器的幫忙,是無法取得可靠、準確、一致性的結果,例如細胞假說在當時,如果沒有借助顯微鏡來觀察與證實,就無法成為有力的學說。

臨床診斷

像偵探一樣，從有形與無形資料中推敲病因進行醫療

醫生的角色需要像是偵探般地追根究柢，也需要像翻譯員般地解讀身體症狀的無聲語言，同時根據病患說明的症狀、自身的經驗及身體檢查的標準程序，才有足夠的證據進行臨床診斷，推理出病因而採取治療。

醫學的偵探守則

偵探劇中的偵探總是可以從各種蛛絲馬跡中，推理出案件發生的真相。實際上醫生在診斷疾病時，也像是在找尋疾病導致的症狀，藉由症狀之間的關聯性，推敲出真正的致病因素。由於一種臨床症狀的表現，往往有數種疾病的可能性，例如單純上腹痛的症狀，就可能是由於胃潰瘍、胃穿孔或肝炎等疾病造成。醫生在診斷的過程，會試圖用最可能的原因來解釋病患的臨床症狀，並推敲這樣解釋能在邏輯及因果關係上自圓其說。由於疾病的發生過程大多有其規律性，一位訓練有素的醫生能夠在診斷過程中判斷出疾病的嚴重程度、及發展階段，進而運用檢驗設備，安排病患接受相關項目的檢查，以實際的科學數據和影像驗證原本的判斷，做為醫生診斷的依據，加強診斷結果的正確性。

無聲勝有聲的身體語言

在診斷疾病之前，醫生必須做好收集資料的步驟，醫學上這些收集病患資料的步驟，也有標準系統化的流程，目的是為了讓每次診斷可以標準化，盡量避免發生人為的失誤。雖然不同的疾病檢驗的項目有所差異，不過基本的程序都是大同小異。通常第一步都是醫生問診，醫生會記錄下病患主訴的症狀，再進行理學檢查，包括呼吸、心跳、視診及觸診等，如果醫生覺得需要進一步檢查，可能就會進行抽血或是驗尿等實驗室檢驗。除了根據病患自行說明的病症之外，醫生還需要解讀檢驗產生的資料，因為病患說明的症狀與對疾病的認知不一定正確，但檢驗數據卻是不會騙人的。最後，綜合病患主訴症狀及實驗室的檢驗資料，醫生便能從中推測出可能的致病因素，再進一步對症下藥。

●醫生如何從線索推斷疾病

問診

進行項目包括：
- 病患主訴：病患告訴醫生主要不舒服或不正常的事項，如：發燒。
- 現在病史：目前患病的記錄，如：發病時是否使用其他藥物等。
- 過去病史：之前患病的記錄，如：是否藥物過敏等。
- 家族病史：直系親屬的疾病記錄，如：家族中是否患有糖尿病等。

例 患者主訴有胃腸不適、食慾不振、倦怠、全身無力、噁心、嘔吐等症狀。

不確定 →

理學檢查

進行項目包括：
- 身長：量身體的高度。
- 體重：量身體的重量。
- 血壓：量動脈血流對血管壁的壓力。
- 脈搏：量心臟規律性跳動的次數。
- 呼吸：量呼吸的頻率。
- 體溫：成年人正常腋下溫度在 36.0～36.9 度之間。
- 視診及觸診：觀察及觸摸患病身體部位檢查是否異常。

例 醫師檢查患者皮膚和眼球鞏膜等是否有發黃症狀，及量測體溫是否有偏高現象，初步推測最可能的病因為肝炎。

不確定 →

實驗室檢查

進行項目包括：
- 生理檢查：心電圖、肺功能檢查等。
- 影像檢查：X 光攝影、斷層掃描、核磁共振影像等。
- 檢體檢查：血液檢查、尿液檢查、血清學檢查等。

例 透過腹部超音波檢查肝臟形態、血液檢查肝功能指數、血清檢查來確認為何種病毒性肝炎。

確診

確診

診斷疾病

整合所有收集來的資料，依據實驗室檢驗數據確診病因，決定治療方法。

例 理學檢查有黃疸症狀、超音波檢查發現肝臟腫脹；血液檢查結果為肝指數偏高、血清檢查結果為 B 型肝炎表面抗原陽性。醫師經由以上各種資料，最後依據檢驗數據診斷患者罹患的疾病為急性 B 型肝炎，採取適合的治療。

診斷與治療

治療以正確診斷為前提，
未確診前以緩解症狀為優先

診斷除了依循標準化的程序，注意每一個步驟的關鍵細節才能獲得正確的診斷結果。醫生要達到對症下藥的目標，正確的診斷是最大的前提，疾病也才能夠順勢而解。

正確診斷的關鍵

醫生經由問診→理學檢查→實驗室檢查→診斷疾病的流程，來判斷出致病的原因，所以流程中每一個步驟的正確性都影響著診斷的結果。根據此診斷流程，可以歸納出三個能獲得正確診斷的關鍵因素：①醫生需與病患及病患家屬建立良好溝通互動。有些病患不願意面對自己的病症，會在問診時隱瞞症狀，所以醫生在問診時取得病患的信任是關鍵的第一步。②相關的輔助檢查。問診完後通常可以推測出疾病大概的方向，因此醫生需決定再經由哪幾項相關檢查，可以佐證自己的推測，例如病患有類似肝功能異常的黃疸症狀，需再經由腹部超音波及肝功能指數的生化檢查來確認。③符合邏輯的推理。從問診及實驗室檢查的結果，通常可以連結出症狀與檢查結果的相關性，在確認檢查數據後診斷出病因，選擇適當的藥物開始進行治療。

診斷與治療方式的關係

一般人都是疾病發生後才會開始尋找治療方式，疾病發生與治療中間則是由醫生診斷，在「疾病發生→診斷致病因素→治療疾病」三者之間可知，正確的診斷是治療的前提，有了正確診斷，治療才能水到渠成；若診斷錯誤，治療也是枉然。但由於人體極為複雜、又有許多未知的病原菌或是不明確的症狀，導致臨床上無法總是按照完美的醫療流程進行，常有一時難以明確診斷的情形，此時，試驗性治療是經常採取的方法。在實務處理上通常會先採取緩解症狀的做法，優先降低患者的疼痛或是處理身體不舒適的部位，例如使用常見的消炎、止痛的藥物減輕患者不適，並待進一步檢查或是當病患的症狀發展明確、確認疾病的真正因素後，才能啟動針對病因的治療。

●診斷與治療的因果關係

以 H1N1 新型流感的診斷及治療為例：

臨床表現
H1N1 新型流感及一般感冒症狀無法分辨，均為咳嗽、發燒、喉嚨痛等呼吸道症狀，以及頭痛及全身痠痛。

⬇

流感鼻咽快篩（快速但無法精確判別）

陰性反應，且症狀輕微者，以一般感冒方式治療。	**陰性反應**，但症狀嚴重者，如出現急性發燒或肺炎。	**陽性反應**，且症狀嚴重者，如出現急性發燒或肺炎。	**陽性反應**，但症狀輕微者，先以一般感冒方式治療。

使用抗病毒藥劑，進行預防性投藥治療。

争取治療時間 - - - - - - - - 同步進行

實驗室確認診斷（耗時長）
▶病毒培養
▶分子生物診斷
▶血清抗體檢查

陽性反應 確認診斷結果為 H1N1 新型流感。	**陰性反應** 確認診斷結果為一般感冒。
使用抗病毒藥劑，及其他減緩症狀的藥物持續治療。	若症狀此時已減輕，便以一般感冒進行治療。

醫療人員的養成

漫長培訓專業能力＋培養人格素質，才可成為術德兼備的醫療人員

要解決民眾身體的各種疑難雜症，醫療人員必須具備專業知識、良好訓練、且臨床經驗豐富，才有足夠的能力進行醫療行為，不僅要經歷長期嚴謹的養成教育，還必須通過國家考試的資格審查。

醫師的養成教育

　　世界各地的醫學教育與成為醫師的途徑都不盡相同，大致上入門的醫學教育需費時五至七年來完成，並且必須選擇就讀醫學系，才具備醫師執照的考試資格。在學習過程中，除了一般基本的自然科學科目外，還必須大量學習基礎醫學和臨床醫學。在台灣，六年級的醫學生畢業後須先通過醫師國考，取得醫師證書及限制性執業執照（只能於教學醫院執業），再以醫師身分接受衛生署於教學醫院設立的二年醫學訓練，第一年進行不分科的基本訓練，第二年則是進行臨床醫學各專科的基本訓練。完成醫學訓練、正式取得醫師執業執照後，才有資格進入一般醫院正式成為醫師。進入醫院後需選擇自己適合的科別，待專業科別的訓練期滿，才具備考取專科醫師證照的資格，成為專科醫師後才算是真正能夠獨當一面的醫師。

醫師的執照考試

　　醫師的執照考試目的是檢驗醫學生是否具備成為醫師的專業能力。目前台灣的醫師國家考試分為兩個階段，第一階段的考試以基礎醫學為主，考試項目有生理、生化、藥理、病理、解剖、組織、微生物免疫學等科目的相關知識，第一階段考試合格者才具參加第二階段考試的資格；而第二階段的考試主題為臨床醫學，考試項目有內科、外科、神經科、精神科、骨科、婦產科、泌尿外科、眼科、復健科的臨床相關知識。取得醫師執照並再完成專科醫師訓練後，才能應考專科醫師考試，不同專科依照其醫學會的規定而有不同的考試科目，成為專科醫師後，才得以合法獨立執行該專科的所有醫療業務。雖然政府對於醫師的考核有嚴格的把關，但是對於醫師的人格素養仍仰賴學校方面進行基本的教育與培養，方能養成術德兼備的醫師。

●醫師的養成過程

| 醫學院 | 除基本的自然科學教育外，主要針對基礎醫學以及臨床醫學進修。並且需就讀醫學系，才具備醫師執照考試的資格。 |

| 見習醫師 | 臨床見習只能夠進行醫學觀察而不能做醫療行為，亦即不能參與或執行確診、開藥、手術等。 |

| 考取醫師證書 | 醫師國考為二階段考試：第一階段為「基礎醫學」，第二階段為「臨床醫學」。第一階段考試合格者才具參加第二階段考試的資格。 |

| 實習醫師 | 取得醫師證書及限制性執業執照（只能於教學醫院執業）後，需於衛生署設立的教學醫院接受二年醫學訓練。第一年進行不分科基本訓練，第二年進行臨床醫學各專科的基本訓練，實習時可以參與醫療行為，但無權獨立負責，需要更高階的醫師來監督與指導。 |

| 專科住院醫師 | 正式取得不特別限制的執業執照後，可進入醫院學習特定的專科，例如內科、外科等。此時為專科的住院醫師，需與同科的主治醫師一起照顧該專科的病患，並從中訓練與學習。 |

| 專科醫師證書 | 不同專科依照其醫學會的規定有不同的訓練年限。訓練期滿，即得以參加該專科的醫師考試，通過後衛生署會給予該專科的醫師證書。 |

| 專科醫師 | 取得專科醫師證書後，此時進階為該專科的醫師，並得以合法獨立執行該專科的所有醫療業務。 |

| 主治醫師 | 專科醫師可以在各級醫療院所從事醫療工作，或自行開業執行醫療業務，此時都可稱為該專科的主治醫師。 |

人類對真相的渴望
是醫學演進的驅動力

　　人類天生具有發現問題、和思考的能力，不論是面對自身或外在環境的問題，總是不斷地思索、推敲、試圖找出解答。

　　在古老時代，人們對於大自然及生命起源感到疑惑，因而想像有一位「創造者」開創了宇宙，並以此闡述世界及人類的起源，以及如何衍生出萬事萬物種種現象，例如上帝按照自己的形像創造人類的神話。隨著民智漸開，神話中的解釋，像是天下雨打雷是因為雷神索爾造成的，已經無法取信於人。公元前五世紀左右的古希臘哲學家開始提出質疑，對問題的解答也從相信神話的說法，轉變為必須根據經驗和理性思考，推論必須合乎邏輯。這樣的哲學邏輯觀念影響各種學門的發展方式，尤其在科學領域更是以此為核心觀念，進一步建立出客觀的科學方法，廣泛地應用於物理、化學、生物及醫學等各領域中。

　　在對人體的解釋上，當時認為一切物體都由土、水、火和空氣四種元素組成，以不同的數量比例組成各種性質的物體，人體也是如此。希波克拉底學派更進一步將四元素論發展成為「四體液病理學說」，認為身體的生命決定於四種體液：血、黏液、黃膽汁和黑膽汁，四體液平衡則身體健康，若是失調則產生疾病。這樣的學說雖然有些粗糙，但實際上已具備一定邏輯性。隨著運用逐漸成熟的科學方法，醫學家逐漸發現新的證據，進而了解身體運作的原理，以進一步修正並推翻前人的學說，累積出正確的醫學知識。

　　在人類文明演進過程中，哲學與科學可以稱得卜是醫學發展之母，而「根據經驗和理性」的思考、並且以「科學方法」進行驗證，則是文明發展的核心動力，也是驅動醫學進步的主要原因。現今因為科技進步及資訊傳播快速，更加速了醫學前進的腳步，過去一些無法治療的疾病，在未來獲得解決的可能性也因此大幅提升。

第 2 章

基礎醫學①
——從細胞了解身體運行的原理

對於錯綜複雜的事物，人類多會先由簡單的部分開始著手解決。相同地，要了解複雜的人體，先從組成人體結構的基本單位「細胞」開始了解，便能打好基礎再由簡入繁，進而了解整個人體的運作模式。

細胞是生物體的基本單位，也是了解醫學的起點

積沙方能成塔，細胞就像生物體中的一粒沙，堆積出奧祕複雜的生物體，要解開人體運行的原理，從生物體的基本單位「細胞」開始著手，是最簡單直接的方式，也是現今醫學研究的基石。

人體的組成模式：細胞→組織→器官→系統→生物體

生物體極為複雜又精密，要了解一個龐大的事物，最簡單的方式是從其基本的組成開始觀察與分析。早期的科學家為了解生物體的組成，開始利用顯微鏡觀察到了細胞的結構，發現不管是植物或動物都是由細胞所構成。因此在十九世紀時由德國的馬蒂亞斯·雅各布·許來登和泰奧多爾·許旺提出了「細胞是一切生物基本單位」的「細胞學說」。其後的科學家也發現到細胞是生物體形態結構和生命活動的基本單位，由細胞構成組織，再由組織構成器官，進而由器官構成系統，藉由相互合作的不同系統維持生物體的正常運作。因此探究細胞的正常運作方式，便是醫學進行了解生命原理如何運作的基礎，見微知著地完整了解人體的生長、形態與構成，也能進而分析出疾病在人體的發生原因。

了解細胞的正常運作通則，才能辨別異常細胞

細胞的種類繁多，不同細胞都各司其職負責不同的功能。從形態層面來看，人體的細胞是由三種結構組成，分別是細胞膜、細胞質及細胞核。**細胞膜**為細胞與環境之間的分界，能夠調節物質的進出；而細胞膜內裝的即是**細胞質**，其中含有維持生命現象所需的基本物質及具備各種功能的胞器，亦是整個細胞運作的主要場所，能調節影響細胞的生理活動。**細胞核**是細胞的生命中樞，主要攜帶著遺傳物質——DNA。遺傳物質中的各種基因如同指揮整個細胞活動的命令，所以細胞核就像是軍隊中的司令部一般。藉由了解這些細胞的基本運作模式，醫學便能辨別正常與異常細胞之間的不同處，例如癌細胞與正常細胞的主要差異，在於正常細胞會隨著時間增長漸漸老化凋亡，但是癌細胞卻是不受凋亡機制的影響，可以不斷地自我增生，因此形成了癌症與腫瘤的疾病。

●細胞的特性與人體的組成

細胞	組織	器官	系統	人體
●是人體最小的單位、且具有不同的功能與特性。	●由數十億形態功能相似、緊密結合的細胞組成，共同執行特定的生理機能。	●由不同的細胞和組織所構成，用來完成某些特定功能。	●由功能相關的器官組合而成，執行特定的生理作用。 ●人體共有八大系統協同運作維持生命。	●由細胞→組織→器官→系統進行生理運作、維持生命機能。
例 心肌細胞有規律收縮的特性。	**例** 心肌組織是由心肌細胞構成的一種肌肉組織，共同執行固定節律收縮的功能。	**例** 心臟是由心肌組織及纖維性骨架構成，功能是提供壓力，把血液運行至全身。	**例** 循環系統包括心臟和血管，主要功能是運送物質供給身體養分。	**例** 人有自律呼吸的生理現象，以維持身體機能的運作。

細胞質
含有維持生命所需要的基本物質，例如醣類、脂質、蛋白質，也是整個細胞運作的主要場所。

細胞膜
為細胞與環境之間、以及胞器與細胞質之間的分界，能夠調節物質的進出。

細胞核
是操控整個細胞的控制站，主要攜帶遺傳物質——DNA。

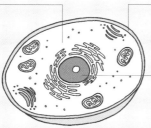

正常細胞特性

●同一組織的細胞通常大小、形態會一致。
●依正常速度分裂生長。
●會因細胞衰老而凋亡，生命現象會規律性終止。

VS.

異常細胞特性

例① 癌細胞
●一般比正常細胞大，大小形態也很不一致。
●不受限制地生長。
●細胞分裂速度快。
●具有侵入周邊組織的能力。

例② 壞死細胞
●細胞內部遭受破壞而產生腫脹現象。
●細胞膜被破壞造成細胞內物質流出細胞外。
●引起周圍組織的發炎反應。

藉由了解正常與異常細胞之間的不同處，才能藉由移除或殺死異常細胞來達成治療並且開發出新的治療方式。

由細胞研究發展出的醫學主題

用「麻雀雖小五臟俱全」來形容細胞是最恰當不過了。雖然細胞只是人體最小的基本單位，但是所有的生理活動都與細胞息息相關，因此醫學非常重視細胞領域研究，發展出許多以細胞為基礎的學術主題。

其中**生物化學**主要是研究細胞基本的化學組成、了解細胞內的眾多連鎖生化反應；**分子生物學**則是針對細胞內分子之間的交互作用進行探討；而關於細胞分裂增生的原理，主要是**遺傳學**所含蓋的層面。不同種類的細胞所具有的不同功能也分出幾項主題，像是**血液學**即是研究各種血細胞（俗稱「血球」）的分類，**免疫學**則是研究血球對於入侵體內病原菌的攻防關係。此外，也更進一步研究由同類細胞集結而成的組織如何共同運作某些功能等，這些都是細胞研究所涉獵的範圍。

● **光學顯微鏡的發展**

羅伯克・虎克
1665 年英國學者，設計製造了首架光學顯微鏡。

貢獻

大幅提高光學顯微鏡的放大倍數至 140 倍，並觀察描述了植物細胞，於 1665 年發表《微物圖解》一書。

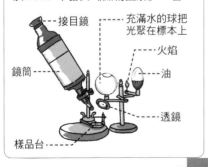

列文・虎克
17 世紀中葉荷蘭學者，進一步改良了顯微鏡。

貢獻

成功地使用單一透鏡將樣品放大 270 倍；也是最早記錄觀察肌纖維、細菌、精蟲、微血管中血流的科學家，亦有「微生物學之父」的稱號。

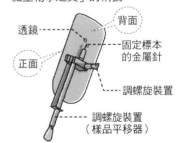

基於光學顯微鏡的原理，後來更開發出解析度與放大倍率更高的共軛焦顯微鏡與電子顯微鏡，大幅提升了生物醫學的觀察能力，比細胞還要小的細菌與病毒，也能進行觀察與分析，生物醫學也由此開始快速發展。

● 細胞相關的醫學分類學科

細胞相關的醫學範疇

針對細胞內**運作原理**進行研究

生物化學
藉由細胞內或細胞間的生化反應，了解體內代謝與能量的平衡方式與疾病的關係。

分子生物學
研究細胞中不同分子間的相互作用，藉此可辨別出疾病是由哪些分子異常造成。

遺傳學
研究細胞生物體的遺傳和變異，藉由檢測遺傳物質，可以預測遺傳性疾病的發生。

針對細胞的**功能**及**種類**進行研究

血液學
了解血液組成及各種血球的功能，藉此了解血液疾病的生成原因。

微生物及免疫學
了解體內免疫細胞與病原菌之間的攻防關係，進而研發疫苗對抗病原菌。

組織學
研究正常組織的形成、構造和功能，藉此辨別正常、壞死或癌化組織的差異。

生化反應

人體需透過一連串精密的化學反應來維持正常運作

人體中的各種細胞及結構，均是由許多不同的生物大分子所構成，生物大分子則是由複雜的化學成分組成，藉由這些分子能夠進行細胞中或是細胞間的調控與代謝，達成維持生命的目的。

從生化反應了解生理運作途徑

要了解人體的生理反應，必須先了解最基本的生命單位——細胞的組成結構。早期眾多學者專家對細胞組成成分進行分離、純化、結構測定及理化性質的研究，得知細胞主要由四種生物大分子所構成：**脂質**可以隔離細胞內部與外部環境，讓細胞內能維持恆定，亦是供應能量的物質。**蛋白質**是組成細胞構造及細胞質中的重要物質，具有代謝功能；某些蛋白質在生物體內能加速代謝作用的進行，稱之為酵素。**醣類**是細胞內供應能量的主要物質。**核酸**可分為**去氧核糖核酸**（DNA）和**核糖核酸**（RNA），DNA 是細胞內的遺傳物質，透過 RNA 傳遞 DNA 的訊息，合成人體所需的各種蛋白質。定義出細胞的組成和功用後，生化學家藉由釐清細胞中各種組成互相之間的關聯性，推測出複雜生理化學反應中可能的運作途徑。

利用生化反應治療疾病

由於生物體運作的終極目標是存活及繁殖，因此體內所有的生化反應也都是為了讓生命可以穩定生存而產生。在日常的生理運作中，最重要的便是能量的獲取與運用，將攝入物質經過體內的代謝過程轉化為細胞組成成分、或儲存為能量備用。而身體內何時需進行什麼生理運作的調控機制，主要是由內分泌系統執行，經由不同的激素調控各式蛋白質來推動各種生化反應。藉著了解生化反應，醫學便可治療相關疾病，例如胰島素是控制血液中血糖濃度的激素，醫學因為了解醣類在體內代謝的生化反應，因而能利用藥物進行糖尿病的治療。

●內分泌系統如何調控細胞的生化反應

內分泌腺接收刺激並回應
例 血糖濃度升高刺激胰腺增加胰島素的分泌。

→

激素調控目標細胞
例 胰島素會加速細胞對葡萄糖的消耗能力。

↓

將「正常」訊號回饋給內分泌腺體
例 調控胰腺減少胰島素的分泌。

←

生理機能回復正常狀態
例 使血糖濃度降低。

●日常生活中不停歇的生化反應

飢餓狀態下人體的反應
●血糖濃度降低。
●空腹感及身體無力。
●大腦下視丘的飢餓中樞發出訊號刺激食慾。

進食時
●食物在口腔內被磨碎。
●唾液腺分泌唾液使食物容易吞嚥。
●食物從食道進入胃，引發飽足感。

進食後消化
●食物受到胃壁肌肉的機械性消化及胃液的化學性消化。
●胃黏膜細胞分泌胃蛋白酶分解食物中的蛋白質。
●食物在小腸內受到胰液、膽汁和小腸液的消化。
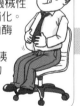

養分的儲備
●小腸所吸收的醣類，在肝臟合成為肝醣並儲存。
●肝細胞可將脂質轉變為儲存於體內的脂肪。
●蛋白質經消化分解成胺基酸，由小腸吸收後，細胞可重新將其合成為人體所需蛋白質。

多餘物質的排泄
●排除人體無法吸收的纖維素及食物的殘渣。
●尿液排除人體代謝後的產物，如含氮廢物。
●呼吸排出人體代謝後產生的二氧化碳。
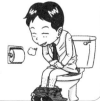

運用儲備的養分
●當血糖降低時，肝細胞可將肝醣轉化為葡萄糖，維持血糖的恆定。
●肝細胞可將脂質轉變為能量。
●當醣類與脂肪缺乏時，蛋白質才會被轉化為能量運用。
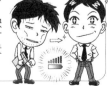

細胞中分子的運作方式

醫學利用人體的DNA核心密碼解開疾病之謎

細胞中複雜的生理反應，需要藉由各種分子在其中運作才能達成，因此了解各種分子負責的功能以及彼此相互作用的關聯性，成為現今生物醫學領域研究的重點，也是發展新的疾病治療方法的基石。

細胞內分子有共同的運作法則

細胞中有著各種功能的分子，每種分子彼此能夠和諧地運作，其原理在於各分子之間共同遵循著特定規則。最早、也最為人熟知的細胞運作法則，是一九五八年由佛朗西斯‧克里克所提出的「分子生物學的中心法則」，說明了生物中遺傳訊息遵循著「DNA（去氧核糖核酸）製造 RNA（核糖核酸），**RNA** 製造**蛋白質**，蛋白質反過來協助前兩項流程，並協助 DNA 自我複製」的標準流程進行。地球上絕大部分的生物細胞協同運作方式皆是如此。目前，分子生物學被廣泛應用在醫學的各領域中，藉由實驗研究來判別正常與異常細胞間的分子運作差異，進一步嘗試找出治療異常細胞的方法，例如許多抗癌藥物是通過干擾癌細胞的 DNA、RNA 或蛋白質的複製過程而達到治療效果。

基因是生物體的核心密碼

分子生物學中心法則的發現讓科學家推測出真正具有遺傳性的物質為「DNA」。DNA 是由腺嘌呤（縮寫 A）、胞嘧啶（C）、鳥嘌呤（G）與胸腺嘧啶（T）四種化學鹼基組成，所有的基因均是由 A、T、C、G 這四個密碼的變化排列所組成，決定需製造出哪些種類的蛋白質，讓細胞中的各種生化反應經由這些蛋白質來調控及運作。

雖然中心法則看來簡單，但要能夠正確無誤地執行實際上需要相當精密及複雜的程序，只要某一個環節出錯身體就會出狀況。例如癌細胞即是細胞的基因突變，造成控制細胞分裂有關的蛋白質出現異常，使細胞不受控制持續增殖而導致的疾病。了解細胞中的 DNA 核心密碼，相當於知曉整個生命的藍圖，然而每個基因與疾病之間的關聯性，仍然是現今醫學持續努力解開的謎題。

●細胞中各分子間的關係

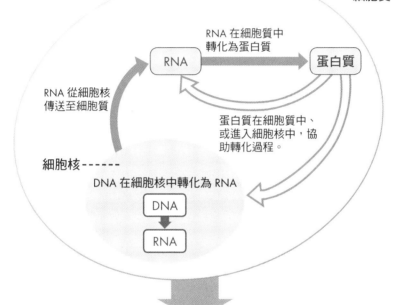

分子生物學的中心法則

1958 年佛朗西斯・克里克提出

「DNA 製造 RNA → RNA 製造蛋白質→蛋白質反過來協助前兩項流程，並協助 DNA 自我複製」。

細胞膜------

------------ 細胞質

RNA 在細胞質中
轉化為蛋白質

RNA → 蛋白質

RNA 從細胞核
傳送至細胞質

蛋白質在細胞質中、
或進入細胞核中，協
助轉化過程。

細胞核------

DNA 在細胞核中轉化為 RNA

DNA
↓
RNA

❶了解 DNA 的複製過程
（DNA → DNA）

對於遺傳疾病及基因突變的疾病，可以更加了解，並且試圖發展出利用修正基因錯誤的部位，以根治疾病的治療方法。

已達到的醫學技術

已發展出在試管實驗中大量增幅特定 DNA 片段的技術，可用來偵測及預測疾病的發生率。

❷了解蛋白質生成過程
（DNA → RNA →蛋白質）

可以對應出蛋白質是由哪些基因所產生，以及不同疾病的蛋白質表現量的差異，對疾病的產生及預測有更深入的了解。

已達到的醫學技術

已發展出在實驗室中可大量生產特定蛋白質的技術，可應用於藥物治療及製造抗體。

基因與遺傳法則

了解遺傳的原理，可提前預防遺傳疾病與治療不孕

生命除了自身細胞的生長之外，亦包含延續下一代的能力，而調控這一切生命運作的密碼，就藏身在細胞核中的基因裡。遺傳學主要在探討DNA如何繁衍及重組，醫學也從此領域當中獲得遺傳疾病預防的知識與技術。

體細胞和生殖細胞的複製方式不同

細胞的生命週期會在某一個階段以自身為藍本，複製出與自身相同的新細胞，在生物學上稱為「**細胞分裂**」，這也是生物體因細胞增加而得以生長的方式。經由自我複製一分為二的分裂增殖過程中，首先必須先進行DNA的複製，當細胞核產生兩套DNA時，便開始將細胞分裂為兩個，並將兩套DNA平均分配至已分裂的細胞。如果分裂過程正常，兩個細胞都能夠正常生長，如果分裂中出現錯誤，細胞會自行凋亡。此分裂過程主要發生在體細胞中，也稱為「**有絲分裂**」。

然而生殖細胞有其特殊的分裂方式，生物學上稱為「**減數分裂**」。在生殖細胞的分裂過程中，會以DNA數目減少一半的方式進行分裂，所以子代從親代雙方得到各一半的DNA，才能夠維持每一代的DNA數目保持恆定。

遺傳學的重要性

遺傳學中的「孟德爾定律」解釋了為何子代會與親代雙方有相似的性狀，因為「遺傳因子在細胞中是成對存在的，並一起控制著生物的外表性狀。生殖細胞進行減數分裂時，成對的遺傳因子會發生分離，分別進入不同的生殖細胞中。」由於生殖細胞進行減數分裂後，DNA數目減少一半的方式是隨機分配的，因此每個子代的基因會與親代有相似之處、亦有相異之處，這也是生物可以多樣化演進的自然法則。

了解人體遺傳的原理，再結合分子生物篩檢技術，一些遺傳性疾病便可以事先預防。例如唐氏症是因為生殖細胞進行減數分裂時發生異常，導致子代多了一條第二十一號染色體，目前產前檢查已可準確診斷胎兒是否患有唐氏症。也因為遺傳學的進步，親子鑑定經由血型的判別及DNA的分型鑑定，鑑定的準確率可達九十九％以上。目前遺傳學的重心著重於遺傳疾病的預防、不孕症治療與試管嬰兒的技術發展。

● 遺傳學原理

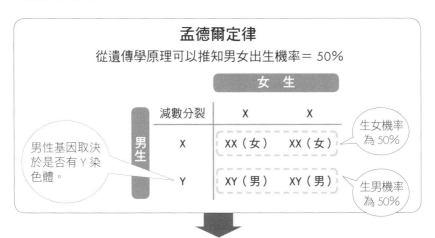

孟德爾定律

從遺傳學原理可以推知男女出生機率＝ 50%

男性基因取決於是否有 Y 染色體。

減數分裂	女生	
	X	X
男生 X	XX（女）	XX（女）
男生 Y	XY（男）	XY（男）

生女機率為 50%

生男機率為 50%

假設 A 性狀是由 A 與 a 基因控制，只要有一個 A 基因則能表現正常 A 性狀。因此可以推論出正常基因型 AA 及 Aa 和異常基因型 aa 結合後的表現情形為：

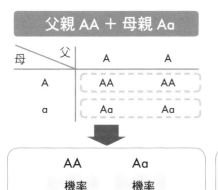

父親 AA ＋ 母親 Aa

母 ＼ 父	A	A
A	AA	AA
a	Aa	Aa

AA 機率 ＝ 1/2　　**Aa** 機率 ＝ 1/2

推論 親代產生的子代，均是表現為正常的 A 性狀（AA 與 Aa），但是會有 1/2 機率的子代繼續帶有異常 a 基因（Aa）。

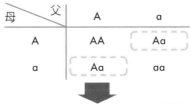

父親 Aa ＋ 母親 Aa

母 ＼ 父	A	a
A	AA	Aa
a	Aa	aa

AA 機率 ＝ 1/4　　**Aa** 機率 ＝ 1/2　　**aa** 機率 ＝ 1/4

推論 親代產生的子代，3/4 的機率可表現出正常 A 性狀（AA 與 Aa），但是會有 1/2 機率的子代繼續帶有異常 a 基因（Aa），及 1/4 機率的子代 A 性狀產生異常（aa）。

結論

遺傳疾病其實也是機率上的問題，雖然都是正常性狀的雙親，但仍會有機會產生異常性狀的子代，利用分子檢測的方法，篩檢 DNA 中是否具有成對的 a 基因（aa）存在，即可預知此疾病的產生，進而提早治療。

從血液運輸細胞與養分的循環功能可判讀身體問題

土地需要河水的灌溉才能滋養萬物，身體各部位所需的養分及水分即是由血液運輸傳送，各種成分及細胞均需搭乘血液才能遍流全身。醫學透過血液了解身體如何進行平衡與循環，也能由血液檢測進而診斷健康狀態。

血液循環或成分不正常時，身體就會出狀況

人體中血液的功能也好比河流，有運輸、調節人體溫度、防禦、調節人體滲透壓和酸鹼平衡等功能，是體內各部位及各種器官能夠維持恆定的最大功臣。若血液循環或成分出現問題時，可導致下游組織不能有效運作，如局部缺血即是指身體某些部位得不到足夠血液流通，嚴重時可能造成缺血部位的壞死。血液中蛋白質及各種離子的濃度，也是影響身體機能是否正常運作的關鍵因素，像是鈉鉀離子如果平衡出現問題，就會造成肌肉抽筋的症狀。因此了解血液在體內如何生成、組成及循環，是醫學要了解身體的重要課題，藉由認知不同血球的功能、形態與數量，與血漿中各種成分的正常濃度範圍，進而比較當某類疾病發生時會造成那些血液數值的上升或下降，由此關聯性可以做為疾病診斷與身體健康狀態的依據。

血液的成分均有重要作用

成人血液約為體重的十三分之一，占了身體很重要的比例，當失血超過血液總體積的二十％，即可能出現休克的危險。血液的組成主要包含血漿和血球兩部分。血漿的成分中約有九十％是水，主要功能是運載血球和運輸代謝廢物、調節體內血管內外水分交換的滲透壓，並透過適當的無機離子及蛋白質的緩衝作用來維持人體的酸鹼平衡。

血球可區分為紅血球、白血球及血小板。**紅血球**約占血液體積的四十五％，含有血紅素並負責輸送氧氣，血型的種類即是依據紅血球上的醣蛋白來分類的。**白血球**約占血液體積的一％，是免疫系統的一部分，負責破壞及移除老化或異常的細胞及細胞殘骸，及攻擊病原菌及外來物體。**血小板**約占血液體積少於一％，負責在組織受損時進行凝血功能，可聚集紅血球並形成血栓，以防止更多的血液流失。血液中每種成分及細胞都有其不可取代的功能，任何的異常均會造成疾病，例如貧血即是紅血球異常的疾病。

● 血液的功能與組成

血漿

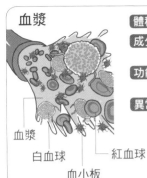

血漿
白血球 ── 紅血球
血小板

體積 約占血液體積 55%。

成分 血漿中 90% 是水，剩餘 10% 是蛋白質、葡萄糖、無機鹽離子、激素與各種營養物質。

功能 主要是運載血球，同時也是運輸代謝廢物的主要媒介，亦負責調節體內滲透壓和酸鹼平衡。

異常 ●由糖尿病引起的葡萄糖濃度過高，易產生併發症，如慢性腎衰竭等。
●膽固醇濃度過高的話，易造成動脈硬化、心肌梗塞等疾病。
●尿酸濃度過高的話，易沉積在軟組織或關節，會發生急性發炎反應，造成痛風疾病。

紅血球

體積 約占血液體積的 45%。

成分 90% 由血紅蛋白組成，血紅蛋白是一種含有血紅素的蛋白質分子。

功能 主要功能是運送氧氣，由蛋白質分子與氧氣分子結合，輸送氧氣到全身；而紅血球上的醣蛋白則決定了血型的類型。

異常 如果氧氣的運送能力降低或異常，會產生貧血現象，嚴重時會有生命危險。

白血球

體積 約占血液體積的 1%。

成分 主要由脂質、蛋白質、醣類、核酸所組成。

功能 為免疫系統的一部分，白血球最主要的功能是幫助身體吞噬致病微生物，以及移除老化或異常的細胞。

異常 白血球的數量不足，會造成免疫系統功能減弱而易受感染。

血小板

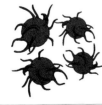

體積 占血液體積少於 1%。

成分 為不規則狀的細胞碎片，主要為脂質及蛋白質所組成。

功能 當血管破裂時會大量聚集，與紅血球形成血栓，而血栓可阻止更多血液流失，達到凝血功能。

異常 如果血小板數量不足，會產生凝血功能不全，無法於正常時間內凝血，稱為「血友病」。

為人體的自我防衛機制，用來抵抗外來病原菌

人體內天生有著一股能夠抵抗外來病原菌的力量，這股力量由免疫系統組成，能辨認出入侵者並將對人體有害的病原菌消滅，醫學藉由了解免疫反應的運作，試圖提早誘發這股自身的力量，以便在面對病原菌時能夠更迅速有效地攻克敵人。

可辨別敵我、排除病原菌的自癒能力

免疫系統可說是身體內部一個能夠辨識出外來病原菌、或入侵物等非自體物質，從而將之消滅或排除的整體統稱。人體免疫系統包括胸腺、脾臟、骨髓、淋巴管、淋巴結、皮膚。其中**皮膚**是身體的第一道防線，可以隔絕體內與外界直接接觸；**骨髓**是生產免疫細胞的器官；**胸腺、脾臟及淋巴系統**是免疫細胞成熟及運作的部位，其中血液中具有攻擊病原菌及入侵物功能的白血球是一般人最熟悉的免疫細胞。比起使用藥物來治療被感染的病患，不如運用身體自身的防護能力對抗病原菌，來得更安全及有效。疫苗是免疫學運用在醫療的其中一種手段，將已減低毒性的病原菌注入人體，先引發身體的免疫反應，因為免疫系統具有記憶能力，當下次類似的病原菌感染時，就能快速地反應並有效地消滅病原菌。

水能載舟亦能覆舟

免疫系統是人體中相當重要的自衛隊，若是這個自衛隊失去功能或是失控，對於身體就會造成很大的傷害，當免疫功能低下或不全時，身體便容易遭受外來病原菌的感染，而導致感染性的疾病。但是如果免疫功能過度反應時，也會對身體產生不適的症狀。大家都曾有的過敏、像是花粉症或皮膚發癢等症狀，這是免疫系統將花粉、灰塵等外來物誤解為有害物質，而引起免疫系統產生發炎反應以排除外來物質的過度反應。在某些先天體質、或免疫系統防護身體的過程中，有時體內的免疫系統會無法辨別敵我，而產生攻擊自己身體正常細胞的情況，醫學上稱為「自體免疫疾病」。目前尚未完全了解此類疾病發生的明確原因，但是免疫系統認友為敵的運作錯誤卻會造成難以根治的疾病，像是類風濕性關節炎及嚴重的紅斑性狼瘡等疾病。由此得知，體內的免疫反應無論過與不及都不是好現象，維持體內免疫系統的平衡才能保持健康的身體。

●醫學如何利用疫苗對抗病原菌

Step 1 觀察與了解疾病

研究目前流行或致死率高的疾病，病原菌的取得是疫苗製備的第一步。

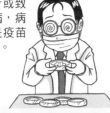

例如
取得 H1N1 新型流感病毒株，並進行培養繁殖。

Step 2 研發與試驗疫苗

研究病原菌的特性來研發抗體，經過反覆的臨床試驗開發成疫苗。

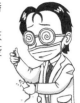

例如
先經由動物測試疫苗劑量及安全性。

Step 3 接種疫苗誘發免疫反應

透過熱或化學藥劑將致病微生物結構破壞或將其殺死，但因部分結構仍完整，接種至體內後，可誘發身體的免疫反應產生。

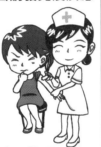

例如
在 H1N1 新型流感未發生前，預先施打流感疫苗。

Step 4 人體產生抗體

活化免疫系統的輕微發炎反應，如紅、腫、熱、痛，並使體內產生專一性抗體，因免疫系統具有記憶能力，能短期或長期地記憶這種外來物。

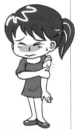

例如
注射部位疼痛、紅腫、全身關節疼痛等，這些症狀不需治療，會在二～三天後消失。

Step 5 再被感染時可自體消滅病原菌

當身體再度遇上相同或是相似的外來病原菌，體內免疫系統能喚起之前的記憶，並且快速的產生專一性抗體，以抵抗及消滅病原菌。

例如
H1N1 新型流感好發時期，身體已具備抵抗此病毒的能力。

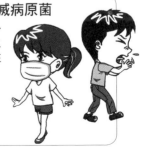

了解病原菌的感染與致病機轉，醫學才能進行預防措施

體外病原菌感染是造成人類疾病的其中一項原因，醫學從了解病原菌入侵體內的方式，以及研究病原菌的致病機轉，從預防及治療兩方面著手，以減少人類遭受感染的機率及提高被感染者的存活率。

了解病原菌感染途徑

疾病除了源自於身體內部平衡發生異常，外部病原菌也是造成疾病的來源之一。外部病原菌經由一個體轉移至另一個體上的傳染過程，寄宿在人體中以求生存，人體一旦受到感染（病原菌在人體內進行有害的複製、繁殖過程）就會影響身體的正常生理運作。病原菌要感染人體，首先第一步就是尋找途徑進入身體，「病從口入」正是病原菌入侵體內最常見的方式。其實，身體只要是與外界接觸的通道，也都是病原菌可以入侵的位置，例如流行性感冒患者由咳嗽、打噴嚏產生的飛沫，黏附到其他個體的眼鼻中傳染給其他人。每一種病原菌，採取的感染方式及造成的病症都有所不同，更何況還有層出不窮的新病原菌被發現，**醫學微生物學**就是針對各種人類病原菌的致病方式及致病機轉進行探討。

了解致病機轉，才能提高人體存活率

不管任何一種生物都是以生存做為最高目標，病原菌為了要在人體內生存，也因而發展出各式各樣的傳染方式，以利病原菌能夠繼續生存及繁衍下去。因此除了消除體內病原菌的方式之外，另一方面還要了解病原菌進入體內的方式、如何造成體內的組織被破壞、與經由何種毒素引發身體的病症等，這些都是醫學積極想要了解的各種致病機轉，進而可以使用防止病原菌進入體內的方法，或是開發可以中和毒素的藥物來進行治療。一九八〇年世界衛生組織（WHO）宣布「地球上的人類已免於天花疾病」，天花之所以在地球上被滅絕，是醫學在傳染病預防及治療的進步才能達到的成果。然而由於病原菌具多樣性與變異性，新的傳染性疾病仍不斷地演化出來，醫學只能繼續面對新病原菌的挑戰，研究開發出各種治療及預防方法，才能克服傳染病的傷害。

●病原菌主要的感染途徑與防治之道

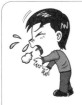

飛沫傳染
藉由患者噴出附有病原菌的飛沫，隨空氣飄散，並由另一個健康者由呼吸、張口或碰觸到眼睛表面時黏附而成為新的感染者。

例 細菌性腦膜炎、水痘、流行性感冒、百日咳等疾病。

糞口傳染
因病患排放的病原菌沾染物，污染到飲水、食物或碰觸口、鼻黏膜的器具，藉由飲食過程可導致食入者的感染。

例 霍亂、A型肝炎、小兒麻痺、輪狀病毒等疾病。

接觸傳染
經由直接碰觸而傳染的方式稱為接觸傳染，這類疾病除了直接觸摸、親吻患者，也可以透過共用器具，達成病原菌傳播的目的。

例 真菌感染的香港腳、細菌感染的膿包症等疾病。

垂直傳染
指胎兒由母體得到的疾病，透過胎盤在母體內傳染；通常透過此種傳染方式感染的病原菌，多以病毒或是具備穿過組織或細胞能力的病原菌。

例 梅毒和C型肝炎等疾病。

血液傳染
主要透過血液、傷口的感染方式，將疾病傳遞至另一個個體上的過程。常因醫療使用注射器材、輸血技術或器官移殖的疏失所造成。

例 愛滋病（AIDS）和B型肝炎等疾病。

了解病原菌的感染方式，讓醫學可以進行預防措施。

防治原理①
避免共用餐具，使用公筷母匙，以防治經糞口傳染的霍亂。

防治原理②
常帶口罩及勤洗手，以防治經飛沫傳染的流行性感冒病毒。

防治原理③
避免共用牙刷及共用針頭，以防治經血液傳染的B型肝炎。

了解組織的形態與結構，可用來判斷異常組織進行治療

組織是介於細胞與器官之間的構造，由相同功能的細胞群形成。組織學是醫學對於身體部位切片在顯微鏡觀察中所累積出來的知識，了解正常的組織狀態，才能夠判別在疾病產生時組織是否異常。

了解組織結構，以判斷疾病的狀態

顯微鏡發明後人類開始觀察身體的結構，將介於細胞及器官之間的構造定義為組織。組織是由許多形態相同或相似的細胞、與細胞之間的細胞間質所組成，以執行特定功能的細胞群。醫學上對於組織進行微觀的研究，了解它們的形成、構造和功能的學問稱之為**組織學**。由於各種不同的器官與部位，其組織形態均有所不同，藉由觀察形態上的差異將這些組織、構造加以分類、命名，形成系統化的知識。醫學上便可用以認知正常組織的形態為何，進而能夠判別出壞死或癌化組織間的差異性，例如子宮頸癌的診斷，是切取小部分子宮頸組織做顯微鏡的病理組織觀察，觀察組織中鱗狀上皮病變情況與癌細胞侵入組織的狀態，以了解癌化的嚴重程度，才能判別是否真的為子宮頸癌，與決定下一階段該如何進行治療。

人體的組織結構

身體的組織結構，包括了上皮組織、結締組織、肌肉組織和神經組織，藉由這四種組織的組合能構成器官，並進一步組成整個身體。**上皮組織**大部分覆蓋所有身體的表面、體腔及管道，主要的功能是做為兩個不同器官或組織隔間的介質，可以選擇性地讓物質通過並保護與分隔器官與身體。**結締組織**是由細胞、纖維和細胞外間質組成，主要有聯繫各組織和器官的作用，具有很強的再生能力，創傷的癒合大多經由結締組織的增生而完成。**肌肉組織**是由有收縮能力的肌細胞組成，肌細胞的收縮活動構成了人體各種形式的運動，例如四肢運動與胃腸蠕動等。**神經組織**是由神經細胞和神經膠質細胞組成，神經細胞通過傳遞神經信號的突觸相連接，形成複雜的神經網絡，具有感受內外刺激、傳導整合信息的能力；神經膠質細胞也稱神經膠質，對神經細胞具有支持、保護、分隔和供給營養的作用。了解不同組織的特性、功能與形態，能對於醫學在診斷及治療上提供幫助。

● 人體的組織結構

上皮組織

特色 細胞密度大，細胞間質小，覆於體表或形成體內管腔的襯裡。

形態 鱗狀上皮細胞彼此緊密排列而成。

功能 上皮組織是做為兩個不同生物隔間之間的介質。具有廣泛的功能，例如選擇性擴散、吸收或分泌、物理性保護及阻隔身體。

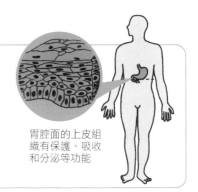

胃腔面的上皮組織有保護、吸收和分泌等功能

結締組織

特色 其包含的細胞間質由纖維、膠狀的基質與不斷循環更新的組織液所構成。

形態 細絲狀的纖維細胞所組成。

功能 聯繫各組織和器官，具有連接、支持、供給營養與保護等多種功能，創傷的癒合大多經由結締組織的增生而完成。

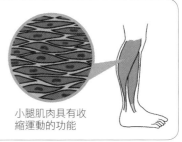

手骨的結締組織有支持硬骨與軟骨的功能

肌肉組織

特色 主要由肌細胞組成，肌細胞為細長的細胞，故亦稱肌纖維。

形態 為體內能動、收縮性的細胞統稱，這種收縮的能力來自於肌細胞內所含細絲狀的收縮蛋白。

功能 主要的功能是收縮，使人體產生運動的現象。

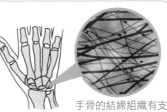

小腿肌肉具有收縮運動的功能

神經組織

特色 由神經細胞和神經膠質細胞組成，神經細胞通過突觸相連接，形成神經網路。

形態 神經元即神經細胞，是神經系統的基本單位。

功能 神經細胞是高度分化的細胞，具有感受刺激、傳導衝動和產生化學信使等功能，神經膠質細胞具有支持、保護、分隔和供給營養的作用。

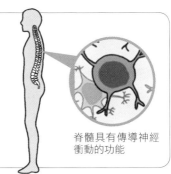

脊髓具有傳導神經衝動的功能

人類基因體計畫——理論與真實的差距

人類基因體是由二十三對染色體組成，其中包括二十二對體染色體與決定性別的一條X染色體和一條Y染色體。人類基因組含有約三十億個DNA鹼基對，鹼基對是以氫鍵相結合的兩個含氮鹼基，以胸腺嘧啶（T）、腺嘌呤（A）、胞嘧啶（C）和鳥嘌呤（G）四種鹼基排列成鹼基序列。每一個基因都有其特殊的鹼基對排列方式，例如：ATGAAGCCGGGGTCCCA。人類基因體計畫希望能夠定序出人類基因體中所有基因的編碼，預期如果能夠知道所有人類基因的序列，對於癌症或是遺傳疾病的研究會很有幫助。此計畫是在一九九〇年由美國政府啟動，再聯合英國、日本、法國、德國、中國和印度等國科學家所組成的龐大團隊，但以當時的技術而言，定序的速度很慢。直到一九九八年，美國生物學家克萊格・凡特的塞雷拉基因組公司成立，發展出新的DNA定序方法，才在二〇〇一年提前完成定序工作。不過雖然已大致完成了基因的定序，但是結果卻是沒有理論推測中的簡單。

原因在於人類基因體計畫的結果在許多科學家的意料之外，也延伸出更多需要解決的問題。原本以為人類的基因數量，會比線蟲或果蠅等構造比較單純的生物多上很多，但實際上人類染色體上只有大約二萬七千個基因，比原本預期可能包含十萬左右的基因數低了很多，也只比果蠅多出二倍的數量而已。其次，科學家一般也認為蛋白質是細胞中真正具有運作活性的物質，因此認為大部分的DNA序列可以轉化為蛋白質，但結果卻發現人類基因體只有三％帶有產生蛋白質的基因，所以剩餘的九十七％的功能為何，目前尚不清楚。科學家推測，未被轉化為蛋白質的DNA序列應也能透過許多其他方式調控細胞的運作，例如利用DNA結構的改變來決定基因是否被啟動或關閉，可以想像這其中牽涉的調節關係是非常複雜的。

目前國際上為了解決這些問題，也提出了基因解碼後續計畫，希望能解答出未被轉化為蛋白質的DNA序列其功能為何。從這項跨國際的人類基因體計畫，我們也可以體會到生命實際的複雜度，遠超過理論上推斷的結果，仍需要眾多科學家繼續努力，才能再解開更多的生命謎題。

基礎醫學②

——從身體了解生命運行的原理

團體的行為模式來自於所有人意見總合的結果,人體中整體的生理反應,也是經由全身各細胞、組織及器官共同交互作用而運作。醫學需對身體各部位之間的關聯了解清楚了,才能全方位地解決疾病造成的傷害。

生理現象牽一髮而動全身，需充分了解才能全面考量病因

醫學不能如同盲人摸象，只從接觸的某個部位來猜測整體的身體情況，複雜的生理反應是整體環環相扣不可分割的，從身體的循環規律了解生命運行的原理，才能全面地治療疾病。

生理反應牽一髮而動全身

人體是由成千上萬的各種細胞組成組織，再構成各種器官，相互配合和運作來維持生命，如果五臟六腑之間沒有緊密的合作與互相平衡，便無法健康地運作，導致疾病的產生。因此身體的運作均有其規律性，每種器官均負責身體生存的重要任務，例如要供給身體各部位的氧氣，需要透過鼻腔、氣管、支氣管和肺與外界環境進行氣體交換，再透過心臟帶動血液循環，將含有氧氣的血液運送至全身各部位，如果肺部氣體交換出現問題，或是心臟出現收縮功能異常，可能就會造成缺氧的致命危險。身體的生理反應是牽一髮而動全身的，因此醫學在處理身體的疾病時，更需要仔細審慎地評估病人的身體現況，才能做好正確的治療判斷。例如有心臟疾病的患者，在進行其他身體部位的治療時，必須先排除會影響心臟功能的藥物或治療方式，才不會導致瞻前卻無法顧後的情況。

生理學是身體的宏觀科學

一小塊拼圖，只能了解一小區域的圖案，但完整的一幅拼圖卻能看出全景，並了解每塊拼圖的位置與關係。生理學的原理好比是了解整幅人體拼圖一般，將身體視為一個未分割的整體，藉以整體了解各系統與器官的關聯性，分析各種生理現象的活動規律，了解身體各部分的功能活動是如何互相協調或是互相制約，使得身體在複雜多變的環境中依然能維持正常的生命活動過程。人體基本的生理作用，諸如呼吸、消化、循環或肌肉運動，都是生理學所關注的要點。藉由生理學的知識，在醫療上便能了解正常生理反應該有的身體現象，例如正常心跳數大約為每分鐘七十下，或是成人正常的血壓應該為收縮壓 $120 \sim 130$ mmHg 及舒張壓 $60 \sim 90$ mmHg，這些生理的正常數值只要太高或太低都有可能造成疾病，因此生理學是醫師認識身體的基本知識，才能夠在各種疑難雜症中推斷出真正的問題原因，對病患進行整體地評估。

●維持生命的生理機制

呼吸生理

呼吸功能是維持人體生命的重要環節，人體必須不斷地進行氧化代謝，因此需經由肺臟及心臟等器官才能完成呼吸的運作。

運行過程 鼻腔黏膜（分泌黏液可清潔及濕潤空氣）→肺部氣管及支氣管（纖毛細胞可清除塵埃）→肺部中肺泡（二氧化碳和氧氣交換位置）→血液循環（充氧血）。

生理作用環環相扣不可分割，了解生命運行的原理，才能顧及整體治療疾病。

循環生理

當血液流出心臟時，也把營養物質和氧氣輸送到全身各處；當血液流回心臟時，又將身體產生的二氧化碳和其他廢物，輸送到排泄器官，排出體外。

運行過程 左心室（收縮產生壓力）→大動脈→小動脈（輸送氧氣與養份到全身）→微血管（交換二氧化碳及代謝廢物）→小靜脈→大靜脈→右心房（帶回缺氧血完成體循環）。

11：00 PM

9：00 AM

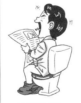

10：00 AM

4：00 PM

消化生理

消化道的運動和消化腺分泌的消化酶進行作用，能將食物分解為可吸收的物質，有利於營養物質通過小腸黏膜上皮細胞進入血液和淋巴系統，為身體提供能量。

運行過程 口腔（咬碎食物及唾液分解澱粉）→食道→胃部（磨碎食物及胃液分解蛋白質）→小腸（腸液、胰液和膽汁將食物分解為可吸收物質）→大腸（吸收水分及電解質，其餘形成排泄物）。

肌肉生理

是能收縮的人體組織，並經由神經系統進行控制，藉由肌肉的收縮功能，各種器官才能維持運作，以及身體才具有活動的能力。

運行過程 神經系統（放出電脈衝訊號）→傳達到肌肉纖維→引起肌肉的收縮活動→器官的運作或是肢體的運動。

實際解剖了解身體構造，是外科手術的重要依據

如果無法了解身體的構造，醫師就會如同在人體迷宮中找不到出路。藉由許多解剖學家的努力，詳實地記錄及描繪人體結構，醫學才能利用這些知識進行疾病的診斷，並著手進行治療。

解剖描繪人體地圖

詳細記錄人體的形態結構，等於是描繪出人體的地圖，讓醫師能夠在人體複雜的臟器之中得到方向的指引。一代藝術家李奧納多·達文西，其實也是局部解剖圖的宗師，除了畫出人體比例《維特魯威人》外，完成於一五一二～一五一三年期間的《心臟的解剖筆記》，便已詳細地畫出人體心臟的結構，這也是人類開始認知解剖學重要性的起始點。

解剖學主要在研究正常人體各種構造的確切形態、位置、大小和各結構間關係，藉此用來認知與架構人體正常構造的知識。人體基本上從外形可區分為**頭部、頸部、四肢**與**軀幹**；軀幹分為兩個體腔：**背側體腔、腹側體腔**，不同體腔則容納了不同的器官。除了解剖方式外，現今也發展出許多非侵入式觀察人體內部的技術，例如 X 光照影術等，都是能協助醫師觀察病患體內病情的得力助手。

解剖學是外科的基礎

人體的各個部位在解剖學上均有特定的名稱與定義，醫師必須了解器官的結構與空間位置，外科手術才得以從正確的位置進行治療。不過，解剖學教材只能夠做為基礎指引，仍然無法讓醫師熟悉人體真實的結構，必須透過不斷重複地解剖和觀察人類身體，才能真正掌握全部的人體細節。也因為解剖學的知識如此繁雜而龐大，醫學外科的領域才會再細分為許多科別，例如胸腔外科、心臟外科，讓醫師專攻該器官或部位的知識，並與外科醫療技術結合，提升精確治療的水準。

應用在醫學外科時，完整詳細的解剖學知識便可幫助醫師判斷，譬如心臟正常位於胸腔中部偏左，體積約相當於一個拳頭大小，心臟內的空腔可再分為心房與心室，相互連結運作的方式如何等，醫師即能運用來判斷心臟大小正常否、是否有腫脹的病變，或是心房與心室間有無缺損、有無循環異常的情形等。

●解剖學眼中的人體構造

● 人體可以大致分為：頭部、頸部、四肢與軀幹。
● 軀幹又可再細分成兩個體腔：背側體腔、腹側體腔。

背側體腔

顱腔
顱骨所構成，包圍著腦，並藉著枕骨大孔連接脊椎管。

脊椎管
又稱脊椎腔，是由脊椎骨相連而成的管腔，用來保護其內部的脊髓。

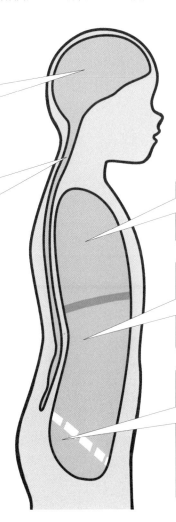

腹側體腔

胸腔
包括肺臟、心臟、氣管、食道、胸腺等器官。

腹腔
人體最大的體腔，腔內的器官包括胃、脾、肝、膽囊、胰臟、腎臟及大部分的小腸、大腸。

骨盆腔
位於腹腔下方，其內的器官包括膀胱、大腸末端及內生殖器官（包括男性的前列腺、精囊及輸精管與女性的子宮、卵巢及輸卵管）。

依據疾病起因與變化做病理判讀，是具權威的最後診斷

追本溯源是醫學在面對疾病問題時的核心處理方式，利用病理學的各種實驗檢查方法，了解疾病的起因、發展及變化，並做出正確的疾病診斷，才能夠真正對症下藥。

疾病必有起因、發展及變化

如果發現屋子漏水，只把地板擦乾是絕對無法根除問題的，找出漏水的管線位置加以修復補強才是解決之道。疾病發生時，身體就像間漏水的屋子，如果醫師無法找到造成疾病的發生原因，只是減輕症狀的影響，相當於擦乾地板治標不治本的做法，結果是無法根除疾病，症狀也會再度復發。病理學即是致力於了解疾病發生的原因，探討疾病在個體發生的起因、發展及變化，以及整個疾病過程對患者產生的各種影響。疾病是一個極其複雜的過程，在發病因素和生理反應的相互作用下，身體患病相關部位的形態結構、代謝和功能都會發生改變。病理學運用了科學方法整理歸納出各種疾病發生的原因和規律過程，做為醫療診斷、治療和預防的依據。

病理醫師是「醫生的老師」

病理學可說是基礎醫學與臨床醫學之間的橋樑。病理學結合各醫學的基礎學科知識，整合應用於研究疾病狀態下組織的形態結構、機能代謝的改變，並了解這些改變與臨床案例上人體出現的症狀之間的關係。病理診斷醫師應用病理學的理論和技術，採集患者生前或死後體內的病變組織或細胞（檢體），進行細胞組織染色後的顯微鏡觀察、或病理解剖，觀察分析變化的形態，再依據檢體表現做出疾病診斷。由於這是透過直接觀察病變所做出的診斷，確診的機率高，因此具權威性，被視為是「最終診斷」，因此國外也將病理醫師稱為「醫生的老師（doctor's doctor）」。例如外科醫師在施行手術前，必須經由病理醫師診斷從病患體內取出的組織是否癌化、癌化現象為良性或是惡性、以及癌化現象已侵襲至多深的組織等病理診斷，外科醫師再依據診斷結果決定癌化狀況與位置是否需要手術切除、需切除時，切除的深度為何等，來決定最終治療的實際做法。

● 病理診斷的分類與功能

```
                    病理診斷

           病理解剖              臨床病理

   外科病理    細胞學診斷    病理解剖
```

將從人體取得的活體組織切片，根據疾病檢驗項目，進行不同的組織染色法，再於顯微鏡觀察，診斷疾病嚴重的程度。

例 子宮肌瘤切片化驗

將取出的子宮肌瘤組織切片染色後，從組織的形態判別為良性或惡性腫瘤。

針對數個細胞塗片或細針穿刺獲得的細胞檢體，進行顯微鏡檢查，判別腫瘤細胞惡性分級診斷。

例 痰液細胞檢查

觀察痰液中是否有早期癌化細胞，可做為早期肺癌的篩檢工具。

確定個體是因何種疾病因素死亡，以提供醫學持續努力改進疾病的驗證與醫療服務的品質。

例 冠狀動脈粥樣硬化性心臟病導致猝死

將在運動中猝死的患者，經由病理解剖後，可得知真正的死亡原因。

以檢驗病患體液、糞便、皮毛等，以微生物免疫學、毒物學及藥物感受性試驗為主要檢查項目。

例 以痰液檢查是否感染肺結核

對長期咳嗽患者取得痰液檢體，進行抗酸性染色顯微鏡檢查，以診斷感染肺結核的可能性。

是最重要和最費時的領域。

藥理學與毒理學

從了解藥物與毒物特性、制定安全標準，應用到臨床治療

身體對於各種外來物質所產生的生理反應，可能有所益處也可能造成危害。在以人體安全為醫療前提下，醫學經由了解這方面的知識，進一步運用各種藥物進行治療，並評估出各種藥物的用法。

了解藥物對人體的作用，使療效提高、副作用降低

現今醫學發展出針對藥物作用的科學研究方法，稱為「**藥理學**」。研究藥物的組成結構、理化性質、以及運用在人體上的生理和生化反應、作用機轉、吸收、分布、代謝、排泄、治療用途、毒性劑量、抗病機轉等，藉此了解每一種藥物的生理特性、作用方式、作用位置以及副作用等，讓藥物的效果可以恰如其分地被使用，發揮療癒功效。例如止痛藥「普拿疼」，其主要成分為乙醯氨酚，常用於解熱以及止痛，直接作用在腦中樞神經阻斷疼痛的傳導，是一種止痛解熱劑。但其副作用為經肝臟代謝後，會產生部分有毒代謝物，因此精確拿捏使用成分和劑量才能達到消除病症、且副作用不致造成負擔。現今醫學正是因為能充分了解藥物在人體中的生理反應，醫師才能根據患者的年齡與身體狀態來給藥。

毒理學是臨床毒物學的基礎，評估物質與藥物的安全範圍

日常生活中，從呼吸的空氣、飲食的食物、接觸的物品及治療的藥物，所含的各種成分都會與身體互相作用，其中哪些物質對身體有害，也是醫學所關心的議題。經由了解這些外源性的化學、物理和生物因素對身體的有害作用、以及其作用機制，進而預測其對人體的嚴重程度，這門學問稱為「**毒理學**」，屬於預防性的醫學研究。毒理學對毒性作用進行定性和定量的評估，並對各種物質訂立人體可接受的安全限值及該採取的防治措施，以做為運用時的科學依據。例如美國牛肉所使用的瘦肉精，必須經由研究評估，以科學的方式訂定肉品中所殘留的瘦肉精濃度限值，才能夠保障食用者的身體健康。

關於治療藥物的毒性機制，則是屬於「**臨床毒物學**」的領域，專門針對藥物中毒後臨床症候的規律及其機制，為診斷及防治措施提供理論依據。臨床毒物學也研究藥物的副作用，以防止醫源性藥物中毒。

● 藥與毒的差異

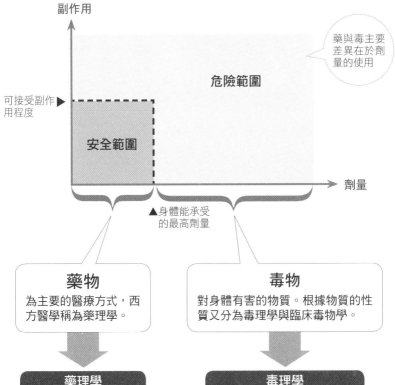

副作用		

危險範圍

藥與毒主要差異在於劑量的使用

可接受副作用程度 ▶

安全範圍

劑量

▲ 身體能承受的最高劑量

藥物
為主要的醫療方式,西方醫學稱為藥理學。

毒物
對身體有害的物質。根據物質的性質又分為毒理學與臨床毒物學。

藥理學
主要研究藥物的性質、以及運用在人體上的生理和生化反應作用,目的是讓每一種藥物可以徹底地運用在人體,卻又不會造成身體的危害。

毒理學
主要研究外源性的化學、物理和生物因素,對這些毒性因素進行定性和定量評估,了解毒物對身體的傷害和嚴重程度。

臨床毒物學
主要是在診斷醫源性中毒的臨床症狀,也研究藥物的副作用,為防治理論提供依據。

定義流行病的4W，可以提早預防或降低疾病發生率

除了治療身體上的病痛，提前預防這些病痛的發生也是醫學關切的領域，流行病學提供了科學的研究方式，讓醫學能夠理解疾病與人類群體間的關係，進而發展出能夠降低疾病發生的各種方法。

什麼是流行病

　　流行病是指任何一種疾病，在特定人、時、地的發生率遠超過正常狀態的平均值。對於某種傳染病的連續出現是否能被視為正在流行，主要決定因素並非只在人與人之間染上該病的比例，而是該種疾病傳染的速度；如果每個受感染的人把疾病傳給超過一人，使得總體受感染的人口成等比級數增加（例如感染人數原本為 2 人，傳播速度為 2^2、2^3、2^4…），這種傳染病便是流行病。現今世界因為交通的便利縮短了距離的限制，各地區、各種族群之間的接觸頻率愈來愈高，使得傳染性的疾病傳播速度比起以往來得更快、更廣。例如近幾年發生的嚴重急性呼吸道症候群（SARS），從開始在中國發現病例，短時間內就傳播至香港、台灣等亞洲地區，甚至遠至加拿大的多倫多，直到各地政府進行隔離疑似病例，並減少群體的活動，才漸漸控制住 SARS 的傳染情況。

公共衛生及預防醫學的基石

　　在治療病症與研究病因的各種領域，雖然大多專注於個體，但醫學也會針對疾病在人類群體中發生的原因與防治方法進行研究，稱為「流行病學」，做為公共衛生與預防醫學的基石。藉著嚴謹的觀察、實驗與邏輯推理，以描述社區的疾病形態，並比較族群間的疾病差異；再經由研究疾病的自然史、探討疾病的危險因子，了解疾病於人類群體間的進行方式與疾病來源因素，以利疾病防治措施與評估防治效益。流行病學的主題在於研究四個 W，Who（感染者）、When（在何時）、Where（在何地）、What（罹患什麼疾病或發生何種健康問題）的議題進行分析與探討。例如流感好發的年齡層、男女發病的差異、季節變動影響等，如果能推理出疾病在群體中的發展方式，便能採取一些手段讓易感染的族群提前預防，降低發病機率。如流行性感冒好發於老人與小孩這兩種族群，在好發季節之前，提早讓他們施打疫苗，就能減少流行性感冒的感染率。

●疾病與環境群體的關係

環境

所處的環境條件會影響人體的健康，例如季節天候、公共衛生條件、居住方式、社會發展情況、醫療條件等，都是影響疾病發展的因素。

病原菌

能引起宿主致病的病菌均統稱為病原菌。病原菌的毒力、致病力、侵襲力、繁殖與擴散能力、抵抗宿主防禦功能的能力等，都是影響疾病發展的因素。

宿主

泛指能供給病原菌營養和生活場所的生物體，除人類能成為病原菌的宿主外，還有動物。宿主的年齡、性別、遺傳性族群差異、免疫力等，都是影響疾病發展的因素。

應用於流行病

指在特定的人、時、地，傳染人數遠超過正常狀態平均值的疾病。以 4W 來研究流行病，提供醫學在治療方法之外的預防措施。以流行性感冒為例：

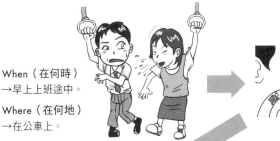

When（在何時）
→早上上班途中。

Where（在何地）
→在公車上。

What（什麼疾病症狀）
→流感症狀為打噴嚏、喉嚨痛及流鼻水。

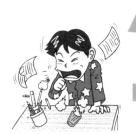

Who（何人）
→感染者即為宿主。

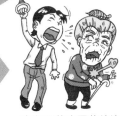

宿主再將病原菌傳染給其他人。

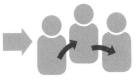

流行病快速傳開來。

實驗白老鼠的替代方案

「白老鼠」已是日常生活中，大家習以為常的慣用詞，通常用來比喻嘗試計畫中的人或物。不過在醫學的實驗中這個名詞不只是比喻而已，利用白老鼠進行各種藥物、毒物、基因改造等實驗，真實地在世界各地的研究室中上演著，不僅如此，實驗用的動物也經常用到兔子、狗、豬、猩猩等。

因為人命關天，使用在人體的醫藥用品都需要經由動物實驗進行評估，每年因此犧牲的實驗動物至少有千萬以上。目前為了減輕實驗動物所受的痛苦，希望能有更人道的方式來減少實驗動物的使用頻率與數量，加上各種生物醫學的技術提升，也發展出各式各樣更便宜、更快速及更有效率的替代方案，例如毒物實驗之一的「傳統崔氏點眼試驗」是以兔子來進行實驗，但現在已有公司生產出可精確模擬人眼表面的三維組織，探討不同的化學品如何影響人類角膜細胞。以目前的技術，研究人員已經可以培養出各種來自皮膚、肺臟、黏膜，以及其他器官的人類細胞，進而重組為組織，利用培養出來的立體組織取代部分的動物實驗。

除了實驗技術層面的提升，現今電腦科技的進步，經由「醫學」與「電腦」的結合也創造出了新的替代方式，其中「系統生物學」是一個迅速發展的領域；藉由結合經驗主義、數學與運算科技，來了解複雜的生物學與生理學現象。傳統的生物醫學方法往往因為無能力快速解開體內精密的分子交互作用關係，使得藥物設計的失敗率很高。而且研究生物分子間的關係路徑時，若僅藉由剔除某種目標分子，便容易因不夠全面而產生錯誤的藥物設計策略。系統生物學現在能經由電腦運算產生詳盡的細胞分子網路路線圖，來精密計算、並解釋這些複雜的現象，讓科學家得以開發更聰明的治療策略，並協助使用傳統方法開發藥物的製藥公司縮短研發時程。

例如，奇異全球研究部門正在開發虛擬製藥軟體及虛擬的「生物人」，在進行人體臨床實驗前，用來測試新化合物在人體內會產生何種反應。總而言之，不論是經由實驗技術或是電腦運算技術的升級，未來在醫學領域中都能利用這些替代方案，降低動物實驗的使用率，省下龐大的成本，亦能縮短研發時間。

第 4 章

臨床醫學①
——以藥物治療為主

「臨床」是指實際的醫療實務,利用各種醫療手段來解除、減輕症狀。臨床醫學包括了以藥物治療的內科、與以手術治療的外科,其中又以運用藥物的治療方式為主。

臨床醫學

結合內科與外科醫學，以投藥治療為主的醫療實務

基礎醫學中各種身體運作機制的知識，必需要能應用於治療疾病，才不會落入紙上談兵。臨床醫學即是運用各種醫學知識，利用各類醫療手段進行治療，以達成解除或減輕疾病症狀，依據治療方式又可分為：以藥物為主的內科學，和以手術為主的外科學。

結合基礎醫學與臨床經驗判斷最佳治療方式

臨床醫學是真正直接面對患者與解決疾病的重要學門。臨床醫學屬於應用科學，但因為人類的活動受到各種自然和社會因素的交錯影響，複雜程度極高，而且還存在著許多未知的領域，因此並無法單純只運用基礎知識就能解決各種實務的醫療問題。臨床醫學除了根據基礎醫學的知識、從與患者的互動中，發掘疾病的問題所在外，還需要進一步累積臨床經驗、結合已知的治療方式，才能判斷並選擇最佳的治療方式。例如醫師聽診時發現病患心跳節律過快且不規則，根據臨床經驗與基礎醫學知識，醫師初步判斷為心律不整，然後再透過心電圖及心臟超音波確認心律不整的嚴重程度。若病情輕微可透過內科藥物治療及控制，若病情嚴重則需經由外科電燒術截斷引起心律不整的心臟部位。

臨床醫學依據身體部位、治療手段的不同來分類

臨床醫學根據治療的方式可以區分為二大類，分別為「內科學」與「外科學」，其中**內科學**是以藥物治療方式為主，而**外科學**則是以手術治療方式為主。通常只有在藥物治療無法解決疾病時，才會以手術來進一步治療，但手術後仍需要藥物來協助患者復原。不過有些疾病並無法靠單一方式來治療，需藉由內、外科雙管其下才能得到完整的治療。

目前多數醫院的臨床分科都是從內、外科再往下細分，內科通常可再細分為心臟內科、肝膽腸胃科、腎臟科、血液科、腫瘤科、內分泌科、過敏免疫風濕科、精神科及復健科等。外科則是再細分為胸腔外科、心臟外科、血管外科、神經外科、婦產科、泌尿外科、移植外科、眼科、耳鼻喉科、牙科、骨科及整形外科等。分科的方式都是根據身體部位來區分。

●臨床醫學的分類與流程

在治療疾病時提供基本醫學知識 →

基礎醫學 ⇄ **臨床醫學**

← 從治療患者過程中，補強基礎醫學的不足

臨床醫學根據治療方式和部位分為：

內科學

以藥物治療為主，包括：
- 心臟內科
- 內分泌科
- 肝膽腸胃科
- 過敏免疫風濕科
- 腎臟科
- 精神科
- 血液科
- 復健科
- 腫瘤科

外科學

以手術治療為主，包括：
- 胸腔外科
- 移植外科
- 心臟外科
- 眼科
- 血管外科
- 耳鼻喉科
- 神經外科
- 牙科
- 婦產科
- 骨科
- 泌尿外科
- 整形外科

這時該看哪一科？

情況①

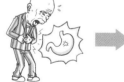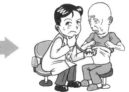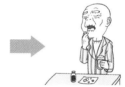

出現疾病症狀，如胃痛。

看內科診斷可能病因。

開藥物處方，並追蹤疾病是否改善。

情況②

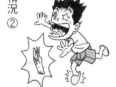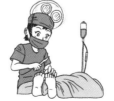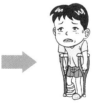

身體出現明顯外傷，例如：骨折。

看外科，以手術來修補受傷部位。

再以藥物如消炎藥，輔助術後復原。

內科學

臨床治療的基礎，診斷結果將影響後續的治療方針

內科學是臨床醫學的基礎，目標在經由觀察患者的症狀後，對疾病做出正確的診斷，再利用藥物進行治療；醫師也必須定期追蹤用藥的效果，根據患者當下的症狀來調整用藥方式。

依據內科學的診斷決定採取什麼治療手段

藥物治療疾病是人類最早的醫療方式，也是臨床醫學各科的基礎。內科累積的診療經驗在臨床醫學的理論和實踐中有重要的意義，不論是學習和掌握同為內科的其他科別，或是採取外科的治療手段時，都是極為重要的基礎，因此，內科學有「**醫學之母**」的美稱。

內科學必須針對疾病的病因、致病的機轉與實際的臨床表現進行診斷、治療。內科醫師必須有良好正確的臨床知識、思維訓練，不僅本科、對其他科別也必須能掌握常見疾病的治療原則與方法，以便在進行診斷及治療時，完整地採取有效措施。例如當醫師面對腹痛患者時，藉由患者說明的症狀，能依據所學與經驗，判斷出是吃壞肚子或是盲腸炎所造成的。內科醫師所下的診斷關係著後續將採取什麼樣的治療方式，是所有其他科別的醫師診斷及治療疾病時所依循的核心。

內科的診斷過程

在臨床上，常見的症狀像是貧血、發燒、胸痛、腹痛及呼吸困難等。醫師會透過患者主訴症狀、詢問病史後，再進行理學檢查。例如發生貧血症狀時，醫師可透過血液檢查確認紅血球數量及血色素是否正常，根據病史、實驗數據與影像檢查結果，在眾多可能的疾病中排除可能性較低者，採用最有可能的診斷結果。治療時，依據症狀的嚴重程度、並考量病人其他相關疾患、生活方式等，斟酌藥物的使用方式，最後開立合適的藥物處方。在投藥治療期間，醫生也必須追蹤藥物的治療效果，適時予以更換處方，讓所使用的藥物更具治癒成效、並減低藥物毒性的傷害。例如發燒、咳嗽的患者經醫師診斷應是感冒造成的症狀，在給予退燒與止咳的藥物後，過幾天再追蹤症狀，如果已改善表示藥物發揮該有的效用，但若症狀並未減緩就必須考慮改變用藥，或進行其他治療方式。

●內科醫學的診斷方法與流程

在臨床醫療上，不管疾病種類為何、過程需不需要進行外科手術，皆以內科學為理論基礎，利用內科學的診斷來治療疾病。

例：患者察覺身體不適，掛號內科。內科醫師的診斷流程如下：

詢問病史

主要是醫生透過詢問及患者主訴症狀後，再判斷可能疾病。

例如

患者求助心臟內科，由醫師問診與病人主訴有心絞痛的症狀後，來判斷可能病因。

理學檢查

醫生透過量體溫、血壓、聽診、觸診等理學檢查、觀察及觸摸患者身體部位是否有異常。

例如

醫師幫病人量血壓、脈搏，進一步得知病患與心臟相關的生理反應是否正常。

實驗室檢查

進行影像或實驗室檢查，例如心電圖與血清檢查，期望能在眾多可能的疾病中獲得最有可能的病因。

例如

醫師安排病患進一步做心臟超音波，來確認、記錄心臟的結構和功能的評估，找尋最有可能的病因。

診斷疾病

綜合問診、理學檢查與檢查數據資料，醫生獲得診斷結果。治療方式先需靠藥物治療，若情況嚴重，才可能需要內外科雙管齊下。

例如

依照患者主訴有心絞痛症狀，以及影像結果發現冠狀動脈內發生粥狀硬化現象使管腔阻塞，而判斷為冠狀動脈心臟病。

藥物治療

內科醫師以藥物治療疾病。

例如

使用藥物增加氧氣供應量，來治療心肌缺氧與心絞痛。

追蹤病況

追蹤藥物療效，再根據患者的狀況來調整藥物。

例如

患者已經改變生活作息與飲食習慣，只要持續吃藥與追蹤便可以大幅改善病情。

手術治療

若追蹤病況不理想，或是病情變嚴重，利用手術來治療病情。術後服用藥物來恢復身體狀況與控制病情。

例如

利用血管支架讓阻塞的血管通暢。術後必須服用抗凝血藥物以防止血液凝結在支架內，並定時回診複檢。

醫療行為結束

患者病情得到根治，或是改善及穩定病情。

例如

一般疾病在痊癒後即可停止服藥；慢性病者只要定期回診與吃藥，就可以控制病情。

心臟內科

專門針對心血管的功能與疾病進行診斷，施以藥物治療

心血管疾病是現今高齡化社會中的常見疾病、也是威脅現代人健康的頭號敵人，因此「心臟內科」也成為臨床醫學和醫院門診中極為重要的科別。讓受有專業訓練的心臟內科醫師，藉由診斷及適當的藥物治療，減輕與控制患者的心血管疾病症狀。

心臟與血管的功能

人體的心血管循環系統一旦功能異常，就容易產生嚴重的疾病。心血管系統是由心臟和血管所組成的密閉管道系統。血管包括輸送氧氣、養分的動脈、帶回二氧化碳和廢物（代謝後產物）的靜脈、和做為血液與組織液間進行物質交換場所的微血管。心臟則是血液的動力來源器官，主要的動力是透過可以調節電流輸出頻率的起搏電流產生律動，帶動心肌細胞進行有規律的收縮而產生壓力後，將血液送往全身組織，因此如果心臟產生問題，例如律動異常、壓力過高或是過低，都會造成疾病。血管是血液的道路，如果血管阻塞或是發生問題，血液無法流動就會造成組織的缺氧，嚴重的情況就會造成器官或是組織的壞死。

常見疾病與診斷方式

心臟內科是專門研究心臟或血管疾病的學科，常見的臨床表現有**高血壓、心律不整、冠狀動脈性心臟**病、**血壓異常、及心臟病的介入性治療**等。常用的檢查方法為理學檢查中的聽診與血壓量測，藉由聽診可聽取患者是否有心雜音、心音強度及心律失常，來判斷心臟功能是否正常。血壓量測是取得心血管疾病最直接相關的數值，以此來判斷血壓高低。另外，利用血液生化檢查來測定血液成分，也可以進行評估患病的風險與嚴重程度，例如生化檢查血漿中的心肌旋轉蛋白I濃度偏高時，可做為心肌梗塞的診斷依據與評估嚴重程度。此外，心電圖檢查經常被用來檢查是否心律不整，藉由心電圖的波型推測心臟出現那些異常。在綜合患者症狀及各種檢查結果後，醫師推測出可能性較高的疾病原因，再藉由開立適當的藥物、或是做心導管介入性治療（介入性治療是介於內科與外科之間的一種新療法，大部分仍會將此療法歸屬於心臟內科），以改善與減緩心血管疾病造成患者的不適感，並定期追蹤患者用藥情況與效果，以控制病情不再惡化。

●心血管循環方式與常見疾病

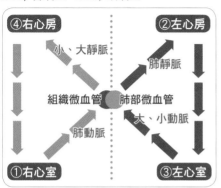

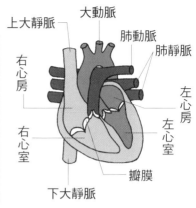

- ●將氧氣與養分供應給全身組織及器官稱為「**體循環**」，其流程為：左心室→大動脈→小動脈→全身微血管→小靜脈→大靜脈→右心房。
- ●將二氧化碳送到肺部排出，並將氧氣再帶入血液內稱為「**肺循環**」，其流程為：右心室→肺動脈→肺微血管→肺靜脈→左心房。

常見疾病

高血壓

與內分泌及神經系統不健全有關，當血液由心臟送出血流的壓力高於血管所能承受的壓力時，會損害血管及器官。

症狀 會出現後頸部疼痛的症狀，嚴重時會有頭暈嘔吐現象。

醫療方式

- ●藥物治療：①使用利尿劑讓排尿及鈉離子排泄增加，體液相對減少；②減輕交感神經緊張的藥物，降低血壓。
- ●養成健康生活習慣、均衡飲食與規律運動，避免過重等，才是抑制疾病的方式。

中風

腦部供血中斷造成，可能是腦或頸動脈被膽固醇和脂肪堆積，形成血栓阻塞所致，或其他栓子經血流造成腦栓塞或出血。

症狀 身體某些部位產生麻木或癱瘓、視力下降或失去平衡能力。

醫療方式

- ●斷層掃描等醫療診察了解患者發病原因為缺血性中風、或出血性中風。
- ●缺血性中風通常以抗凝血藥物治療；出血性中風需要神經外科進一步確認是否需手術治療。

冠狀動脈心臟病

冠狀動脈提供心臟氧氣和營養，若硬化會使血管狹窄或阻塞，使心臟血液供應不足而造成心肌缺氧。

症狀 可能引發稱為心絞痛的胸痛，最終甚至導致心臟病發作。

醫療方式

- ●藥物治療：①使用硝化甘油以擴張血管，增加血流量。②減少心肌氧氣需求的藥物，治療心肌缺氧及心絞痛。
- ●採介入性治療，利用冠狀動脈氣球擴張術或血管支架植入術，讓阻塞血液暢通。

消化系統疾病會與其他系統交互影響，因此設立專科以藥物治療

消化系統關係著身體能否獲取所需的能量，與身體中整體功能的運作都有高度關連，因此臨床醫學和醫院門診設有「肝膽腸胃科」。而現代人生活緊張、飲食不正常，各種消化系統方面的不適症狀和疾病隨之增多，肝膽腸胃科也幾乎是一般人最常接觸的科別。

易受干擾的消化系統關係著身體能否取得充足養分和能量

消化和吸收是人體獲得能源與維持生命的重要功能。消化系統可分為消化腺及消化管兩大部分。**消化腺**包括唾腺、胃腺、腸腺、肝臟和胰臟，這些消化腺可分泌不同的消化液，大部分的消化液中含有不同的消化酵素，可促進消化管中的食物分解。**消化管**包含了口腔、咽、食道、胃、小腸、大腸及肛門，食物經由這些管道，將食物從大分子變成人體可吸收的小分子，再將無法吸收的物質排出體外。消化過程需依靠神經和消化液的調節才能達成，例如食物色、香、味的刺激可引發神經系統發出促進唾液分泌的訊號。消化系統疾病主要是消化器官的病變和器官功能方面的疾病，可能局限於消化系統中，也可能反應出其他系統的疾病，因為其他系統或是精神與神經發生問題，常會連帶引起消化系統的疾病，例如內分泌系統異常的副甲狀腺功能亢進會造成食慾減退、嘔吐或便祕；自律神經失調引起的胃部痙攣；精神焦慮引起的腸躁症。

常見疾病與診斷方式

肝膽腸胃科是臨床醫學上專門研究消化器官疾病的學科，由於口腔至肛門等消化道會直接與體外各種物質接觸，其黏膜接觸到病原菌、致癌物質、毒性物質的機會較多，因此在體內免疫及其他防禦功能較低時，容易發生感染、發炎或是損傷。在疾病的檢查與診斷方法中，以病史診斷尤其重要，往往是診斷的參考依據，因為日常飲食的習慣及生活作息直接影響著腸胃道的功能，例如消化性潰瘍常能根據是否常暴飲暴食及作息緊張的病史中做出正確的診斷。此外，實驗室檢查與影像檢查也是非常重要的依據，例如利用實驗室檢查患者的糞便，可知是否有腸道感染、寄生蟲病或消化道出血現象，或是運用影像檢查如 X 光檢查、腹部超音波檢查以及內視鏡檢查，直接觀察病灶位置。

●消化過程與常見疾病

吃進食物後：

口腔 唾液含有澱粉酶，可分解醣類。

→

胃 胃液含有蛋白酶，可分解蛋白質。

↓

肝臟 在身體裡扮演著分解毒素、儲存醣分（肝醣）、分泌蛋白質合成，也製造消化系統所需的膽汁。

＋

膽 儲存和釋放膽汁。肝分泌的膽汁流進膽囊中儲存，當小腸行消化作用時，便會釋放膽汁。

幫化

小腸 食物被進一步分解，養分也在此吸收。肝臟分泌的膽汁流入小腸共同作用，將蛋白質、脂質和碳水化合物消化分解。

↓

大腸 吸收剩餘的水分，產生的廢物暫存於直腸中。

→

肛門 將廢物排出體外。

膽　肝
胃
大腸
小腸
肛門

常見疾病

消化性潰瘍	肝炎	膽結石
食道、胃、十二指腸黏膜受到胃液侵蝕，使組織的消化道壁破損。	因病毒、藥物、毒素、酒精的破壞，造成肝細胞損傷或發炎，以致肝臟的功能異常，常見如病毒性肝炎。	新陳代謝障礙、膽汁鬱積、膽道炎症或自律神經失調造成，但形成原因仍未完全明確。
症狀 腸胃出血，依出血量及速度不同，可能會有吐血、瀝青便、黑便或是糞便中出現潛血反應。	**症狀** 疲倦、食慾不振、噁心、嘔吐、黃疸及茶色尿等。	**症狀** 上腹、右上腹、背部、右肩疼痛或悶痛、噁心、嘔吐、消化不良等。

醫療方式

- ●作用於胃酸的藥物，例如制酸劑，或是胃酸分泌的抑制劑。
- ●如果潰瘍是由幽門螺旋桿菌造成，會使用抗潰瘍藥物加上抗生素治療。
- ●無法用內科有效止血時，就需採取外科切除潰瘍部位。

醫療方式

- ●急性肝炎通常不需特別的治療，充分休息就可痊癒。
- ●病毒性肝炎，會使用干擾素或抗病毒的藥物，直至血液測不出病毒才算是治癒。
- ●酒精性肝炎，第一要務就是戒酒，避免肝炎持續惡化。

醫療方式

- ●用藥物溶解、或以飲食來抑制結石形成以減輕不適。
- ●體外震波碎石術對膽固醇結石效果佳；但對色素型或直徑超過2公分的結石效果不好。
- ●如不斷復發、或併發腹膜炎等，就需外科手術切除膽囊。

腎臟科

泌尿系統為排泄系統的一部分，內科設以腎臟科來治療相關疾病

身體攝取的食物，不是每項物質都能完全在體內分解吸收，用不到的物質必須排出體外，泌尿系統是排泄體內多餘水分和體內代謝後產生的含氮廢物（尿素）。腎臟除了排泄作用外，同時還有調節體內水分及電解質平衡的功能，所以臨床醫學設有腎臟科解決相關疾患。

泌尿系統負責尿液的產生、運送、儲存與排泄

腎臟扮演著維持體內環境穩定及正常新陳代謝的重要角色。如果泌尿系統出了問題而無法排出體內各種生化反應代謝後的廢物，身體便無法正常運行。泌尿系統屬於排泄系統的一部分，負責尿液的產生、運送、儲存與排泄。人類的泌尿系統包括左右兩顆腎臟、左右兩條輸尿管、膀胱、內外兩道括約肌以及尿道。腎臟是主要的器官，負責調節人體血液中的電解質（如：鈉、鉀、鈣），還負責清除體內的尿素，也就是構成人體的主要物質──蛋白質代謝後產生的含氮廢物。電解質含有礦物質，溶於水中呈離子狀態，主要是可以保持細胞內外的水分及離子平衡滲透壓的穩定及酸鹼平衡，以利體內各種生化反應的進行，而電解質的調控即是透過腎臟才能保持恆定。另外，腎臟也能夠調節體內的水分，避免水分過多造成水腫或水分過少造成脫水。

常見疾病與診斷方式

在正常健康的膀胱中，尿液是沒有細菌的，若有細菌感染進入膀胱或腎臟、並在尿液中繁殖，便會引起尿道炎，最常見的泌尿道感染是**膀胱感染**，也稱為**膀胱炎**；另一種則是腎臟感染稱為**腎盂腎炎**。因尿中的細菌會引發免疫系統為了清除入侵泌尿道的細菌而形成發炎反應，使得尿液呈現混濁狀、或是較嚴重的尿中帶血。一般會出現的症狀有排尿時灼熱感、反覆性畏寒、發燒、腰部疼痛等。醫生在診療時，多會收取患者排尿過程中的中段尿液進行實驗室微生物培養檢驗，來判斷是否為細菌感染引起發炎，而服用抗生素是常見的治療方式。如果腎臟因各種因素造成腎功能衰竭，過多的毒素和水分在體內積聚導致的疾病，俗稱**尿毒症**。醫師根據不同的致病因素而開立藥物，大多可控制腎功能不再惡化，但嚴重的話則需要定期藉由**人工透析**（俗稱**洗腎**），將血中有害物質利用人工方法排出體外，或藉由外科手術進行腎臟移植才能得到完全的治療。

●尿液排出的過程與常見疾病

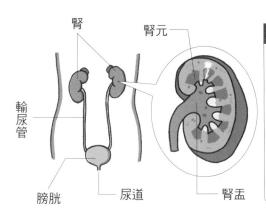

腎

腎元

輸尿管

膀胱

尿道

腎盂

尿液的排出

腎元（形成尿液的基本單位）
→ 腎盂（最後的尿液集中處）
→ 輸尿管（使匯集在腎盂的尿液流向膀胱）→ 膀胱（膀胱壁的壓力使得感受器將訊號送到大腦）→ 產生尿意感（括約肌會放鬆，同時逼尿肌收縮）
→ 尿道（將尿液排出）。

常見疾病

泌尿道感染

病原菌經尿道口逆行而上，侵入泌尿道所引起的發炎反應；其次是身體其他部位的感染，經由血液或淋巴系統再侵入泌尿道。

症狀 頻尿、尿急、排尿會疼痛、灼熱感、背、腰或腹部疼痛、濁尿、血尿、輕微發燒等。

腎結石

80%是副甲狀腺或甲狀腺機能亢進、或飲食習慣等造成的結石；10～15%為復發性泌尿道感染造成的結石；10%是痛風、腫瘤及遺傳疾病引起的結石。

症狀 大多沒有症狀，但若結石掉到輸尿管時，會引起腰腹痛、盜汗、劇痛、血尿等。

尿毒症

主要是高血壓或糖尿病患者控制不良造成腎臟硬化或糖尿病腎病變。另外亦有腎絲球腎炎、反覆性腎盂腎炎等引起。

症狀 水腫、尿量減少、血壓升高、噁心、嘔吐、食慾不振、視力減退、口腔潰瘍、甚至昏迷等。

醫療方式

●輕微者一般投予4～7天的抗生素；若復發性的感染則療程約7～14天。若有發燒症狀，則同時給予退燒藥物。

●嚴重的急性腎盂腎炎，則需靜脈注射抗生素，直到沒有發燒持續48小時，才改以口服抗生素。

醫療方式

●小於5毫米的腎結石可從尿液自行排出，較大的結石可以用體外震波碎石術治療。

●無法用震波碎石術的結石，則需要用內視鏡將結石打碎後夾出或洗出。

●如因結石體積太大，就需要用傳統開刀的方式取出結石。

醫療方式

●若因尿路結石造成，去除結石即可治癒。若尿毒症患者的腎臟功能只剩正常的10%～20%，則需要靠透析(洗腎)或腎臟移植治療。

●血液透析以機器暫代腎臟功能。

●腹膜透析是由手術植入導管於腹腔中，可將透析液藉由導管流入腹腔。

主要治療血球病變、免疫與凝血功能異常，是醫學中難以根治的疾病

血液系統負責了體內物質循環、凝血及免疫等重要功能，當造血功能受內在或外在因素引起異常時，就會造成血液疾病。血液科的設立，主要即是針對血液相關疾病進行藥物治療。

血球的數量和成分會影響氧氣運送、凝血及免疫能力

血液是在心臟和血管腔內循環流動的一種組織，將氧氣、養分與代謝產物運送至各身體部分。另外，血液中還運輸著各種具免疫功能的血球細胞，可防禦病原菌侵害人體，若有出血傷口會發揮凝血作用，避免失血過多。血液系統包括骨髓、胸腺、淋巴結、脾臟等，以及通過血液運行散布在全身的各種血球，並負責血球的生成、調節與破壞。骨髓是重要的造血及免疫器官，血液的所有細胞成分都來自骨髓中的造血幹細胞，人體在穩定狀況下，每小時約有一百億個紅血球細胞與一億～十億個白血球細胞生成，以維持循環系統所需的細胞組成與數量。成熟紅血球能夠存活約一百二十天，衰老的紅血球會被脾臟、肝臟內的白血球巨噬細胞吞噬並破壞。白血球的生命週期則為數週至數年，甚至可能活十數年。

常見疾病與診斷方式

血液相關的疾病大多是有關血液無法正常運送體內物質、或無法執行免疫或凝血功能方面的疾病。常見疾病有**貧血、白血球過高或過低、多發性骨髓瘤**，與血小板過低的**紫斑症**等。抽血檢查是最直接快速的方法，檢查血液中各種血球的數量與成分、利用顯微鏡觀察血球的形態、以及檢測凝血時間與機制，醫師就能診斷出是何種血液功能異常所造成，使用不同的治療方式。例如缺鐵性貧血，開立鐵劑來補充造血過程所需的鐵來進行治療；白血病患者，除了使用藥物、放射治療來消除惡性白血球之外，病情嚴重者就需經由骨髓移植來重新恢復患者的骨髓造血功能，才能達到治療的效果。不過，因為許多血液或血球功能異常的疾病目前只能從輸血進行治標性的療法，或是透過造血幹細胞的更新（如骨髓移植）來達成治療效果，但往往復發機率很高。血液疾病一直是醫學領域中難以完全根治的疾病，仍有待進一步醫學研究上的突破。

●血液系統與常見疾病

白血球
為免疫系統的一部分，幫助身體抵抗外來的病原菌。白血球有核，可變形運動，除了在血液外，白血球還存在於淋巴系統、脾以及身體的其他組織中。

血小板
是由骨髓中成熟的巨核細胞（一種骨髓細胞）的細胞質脫落而形成的，具有止血作用。

血漿
主要功能是運載血球，同時也是運輸代謝廢物的主要媒介。

紅血球
主要功能為運輸氧氣和二氧化碳。肺中的氧氣張力高，血紅素在微血管中與氧結合，形成充氧血紅素，充氧血紅素在氧氣張力較低的組織微血管中釋出氧氣。

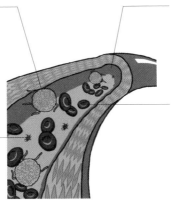

 常見疾病

缺鐵性貧血
因缺乏鐵質，使血液中的血色素減少。

症狀 輕度通常沒有症狀，若較嚴重則有容易疲倦、虛弱、暈眩、呼吸急促、心跳加快、臉色蒼白等現象。

血友病
一種好發於男性的遺傳性疾病，因先天缺乏凝血因子，讓創傷難以癒合。

症狀 輕度，在手術或嚴重創傷時才有過度出血的問題。中度，由小創傷或外傷引發關節出血。重度，有自發性出血的現象。若反覆出血會導致關節畸形或肌肉萎縮。

白血病
骨髓內的造血組織異常，造成身體免疫功能異常。病因目前仍不明，可能的因素包括放射線的曝露、化學藥物的接觸、病毒、先天性染色體異常如唐氏症等。

症狀 依類型不同有抵抗力減弱、倦怠等症狀。

醫療方式
- 食療、口服鐵劑或靜脈注射鐵劑、非常嚴重者需以輸血治療。
- 若缺鐵原因是病源性的，例如腫瘤、慢性內出血，需從造成缺鐵的病因治療。

醫療方式
- 藉由輸入全血、新鮮冷凍血漿、冷凍沈澱品、濃縮凝血因子、或凝血因子製劑，補充缺乏的凝血因子。

醫療方式
- 以放射線治療殺死癌細胞，用於已侵入中樞神經的白血病。
- 用化學藥物，以口服或靜脈注射方式來殺死癌細胞，又稱系統性化療。
- 其他治療方法包含免疫治療、標靶治療、骨髓移植。

先以腫瘤內科來診斷病情，再結合外科與檢驗醫學等專科合併治療

癌症是目前無法完全根治的重大疾病，在治療過程中也需要仔細評估治療及預後（預測疾病的可能病程和預期恢復的情況），才能依病情的輕重及需要，給予適當的治療或會診相關科別，如外科或放射治療科給予局部的治療以根除腫瘤。

癌症是細胞的異常病變

腫瘤在醫學上是指細胞的異常病變，而不一定是身體表面的腫塊，此種病變是因身體部分細胞有不受控制的增生現象，而集結成為腫塊。腫瘤大致可分為良性腫瘤及惡性腫瘤，其中良性腫瘤的生長速度緩慢，不會侵入鄰近的正常組織內，一般而言不會致命，而且大多數可被完全切除，復發情形較少。惡性腫瘤即是癌症，這一些增生的惡性細胞，除了會集結成為腫塊並且快速地生長外，生長時常向周圍組織聚積形成浸潤作用，經過血液和淋巴系統流遍全身，進而把腫瘤細胞擴散到其他部位的正常細胞中增生，如果癌症未經治療，最終結果將導致患者死亡。因此開發治療癌症的方法，是目前臨床醫學持續努力的方向，希望能提高此類疾病的治癒率並降低復發率。

常見疾病與診斷方式

腫瘤科主要目標是在處理細胞異常病變造成的疾病，對於癌症的診斷檢查必須非常小心及精確，診斷結果是良性或是惡性腫瘤、與是否已發生癌細胞轉移，這些病況都將影響到後續的治療方式，因此診斷上需要經由專業的病理醫師來進行判讀。病理檢查方式大致分為以下二種：①**細胞學檢查**。取得患者病變部位的細胞體進行顯微鏡檢查，通常於初步篩檢時使用。②**活體組織檢查**。經由外科醫師切取部分患者病變組織進行顯微鏡檢查，是最直接能夠明確診斷組織中癌化、浸潤、腫瘤轉移的情況。在治療方面，醫生必須透過病理檢查判斷嚴重程度，才能決定治療手段。治療方法通常會結合手術、化療和放射療法的方式進行，目前有許多針對特定類型癌症開發出來的藥物，也增進了治療的選擇與效果。癌症從診斷到治療，需要藉助許多醫療專業團隊的合作，像是癌症用藥與化療的處方、外科手術切除、或是放射療法破壞病變部位等，都要各科的專業人員合作，方能對癌症病患提供完整的癌症治療。

●正常細胞與癌細胞的差異與常見疾病

正常細胞增生

正常細胞有生長調控基因，有其壽命週期，到了一定時間會自然死亡，也不會大量增生，能正常地與其他細胞調控彼此的生長。

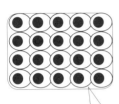

分裂繁殖過程中與周圍細胞相接觸時就停止分裂，稱為細胞增生的「接觸性抑制」。

癌細胞增生

基因突變或是致癌物質導致正常細胞變異成為癌細胞。因為生長基因遭到破壞，因此無法正常進入分化、休眠或死亡，可持續生長分裂，不受生長週期的調控。

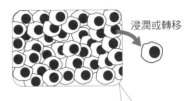

浸潤或轉移

無限制地生長繁殖，細胞形態不良化，並有浸潤周邊組織和轉移到其他部位的能力。

常見疾病

肺癌

肺部的惡性腫瘤，會轉移侵入相鄰的組織和滲透到肺部以外的部位。大多數是上皮細胞病變所造成。

症狀 有呼吸急促、咳血、長期咳嗽等症狀。

肝癌

肝臟的惡性腫瘤，有原發性肝癌和轉移性肝癌兩種。轉移性肝癌是指最初癌細胞在其他部位發生病變，後來擴散到肝臟。

症狀 因為肝癌的症狀不明顯，往往到擴散後才被發現，所以只有極少數的人在肝癌初期得知患癌。

乳癌

乳房內的乳腺管細胞或腺泡細胞變異形成的惡性腫瘤，會轉移浸潤到相鄰的組織和乳房以外的部位。

症狀 乳房會出現各種異狀，如乳房腫塊、乳頭凹陷、乳頭異樣分泌物等等。

醫療方式

●如果病患已經確診為癌症，要同時考慮病人體能狀況與癌細胞的病理類型，做為治療評估原則。

●癌症治療的目的是將癌細胞摧毀、阻止癌細胞蔓延、或進一步預防腫瘤成長。

●常見治療方式可分為二類：局部性的外科手術與放射線治療，或是全身性的化學藥物療法。

治療新陳代謝與內分泌異常的疾病，使生理調控功能恢復正常

內分泌系統是負責調控體內各種生理功能正常運作的重要控制系統，人透過其所分泌的激素，循著血液流到各器官，進行調節各器官的功能，與人體的各項代謝機能息息相關。

內分泌系統主要調控身體的生長發育與代謝

人體負責調控體內各種生理功能正常運作的兩個系統為神經系統和內分泌系統。內分泌系統由許多分泌激素（荷爾蒙）的內分泌腺（無導管腺體）所組成。**激素**是一種具有活性的生化傳導物質，自腺體分泌出後，經由體液或血液循環系統，運送至特定的器官或組織而產生作用。內分泌系統包括內分泌腺、內分泌組織和分散於各系統或組織內的內分泌細胞，與神經系統共同調節身體的生長發育和代謝，以維持體內平衡及恆定。例如由胰臟內的胰島 β 細胞分泌的胰島素，主要作用是調節醣類、脂肪及蛋白質的代謝，尤其可加速肝細胞和肌細胞攝取葡萄糖，促進對葡萄糖的儲存和利用。如果胰島素分泌不足，會導致體內的醣類無法被細胞利用而造成糖尿病。

常見疾病與診斷方式

內分泌科主要是在處理新陳代謝與內分泌異常的疾病，其中常見疾病有**糖尿病、甲狀腺疾病、腦下垂體疾病、性荷爾蒙功能障礙**等。就醫檢查時，以抽血進行生化檢查與血清免疫檢查，是最直接快速的診斷方法。從血清中各種成分與激素濃度是否正常，就能明確診斷出疾病是由於何種內分泌功能異常所造成。不同的內分泌疾病有同樣的治療原理。例如當身體無法製造足夠的胰島素、或是無法有效利用體內製造的胰島素時會造成糖尿病，醫師則會開立胰島素治療的處方，讓體內獲得所需的胰島素。假如是甲狀線素過多造成的甲狀腺亢進，醫師就會開立抗甲狀腺藥物，並定期檢測血中甲狀腺素濃度，視病情調整藥量，以達到治療的效果。雖然治療方式各異，但同樣都是要讓患者能夠恢復正常內分泌的濃度與功能，所以當激素分泌不足時，補充不足的激素種類；若是分泌過多則利用藥物降低激素的分泌量，使身體的新陳代謝維持恆定。

●內分泌系統與常見的疾病

腦下垂體
分泌多種激素，可影響其他內分泌腺的機能。例如分泌甲狀腺刺激素，來促進甲狀腺素的分泌。

甲狀腺
分泌的激素稱甲狀腺素，能調節全身細胞的代謝速率。

腎上腺
分泌多種激素，如皮質素控制體內鹽類與醣類的平衡；腎上腺髓質分泌腎上腺素，可調節血液循環與醣類代謝。

卵巢
產生卵子，並分泌動情素促進子宮內膜增厚，在卵受精後刺激乳腺發育。

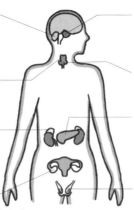

下視丘
調節內臟活動和內分泌活動的神經中樞所在，影響各激素的分泌與釋放。

副甲狀腺
分泌副甲狀腺素，調節體內鈣離子的濃度。

胰島腺
分泌胰島素和升糖素，控制體內葡萄糖和其他有機物的利用。

睪丸
睪丸除產生精子，尚可分泌睪固酮，促進第二性徵，以及生殖器官的發育。

常見疾病

糖尿病
一種因體內胰島素絕對不足、或相對不足所導致的一系列臨床綜合症，與遺傳基因有著非常密切的關聯。

症狀 多飲、多尿、多食和體重下降，以及血糖高、尿液中含有葡萄糖等。

甲狀腺機能亢進症
因體內過多的甲狀腺荷爾蒙，導致身體基礎代謝率加速。可能致病的原因有腦下垂體失調、遺傳、壓力或碘攝食過高造成。

症狀 脖子變粗、心跳加快、焦慮、容易緊張、體重下降、多食、多汗、失眠等。

庫欣氏症候群
因長期持續性腎上腺皮質醇過度分泌，影響包括調節蛋白質、醣類及脂肪的新陳代謝、血壓及心臟血管的功能等。

症狀 滿月臉、軀幹性肥胖、肌肉無力等。

醫療方式
- 第一型糖尿病是因自體免疫系統破壞了產生胰島素的胰島 β 細胞所引起的，而第二型是因體內細胞對胰島素的生理反應降低所造成。
- 治療主要是飲食控制，配合降糖藥物（針對第二型糖尿病）或者胰島素補充相互結合，以治療糖尿病。

醫療方式
- 視病情程度考量，一般先採用抗甲狀腺藥物治療，在服用一至二年後，藥量可逐漸減量。
- 放射性碘治療以及手術治療，都是為了破壞或移除甲狀腺細胞，進而降低甲狀腺荷爾蒙。

醫療方式
- 分為使用過多的皮質醇合成藥物所發生的外源性病症，與腎上腺分泌腎上腺皮醇過量造成的內源性病症。
- 外源性的治療以調整皮質醇合成藥物劑量。
- 內源性的治療以外科切除腎上腺皮醇持續增加的病原部位。

專門治療免疫系統失調的專科，但目前只能減輕症狀不能根治

免疫系統是體內的重要防衛機制，能夠抵抗外來的病原菌，常常會同時影響數種器官、系統的運作功能，所以疾病的治療手段也比較特殊，因此臨床醫學設立「過敏免疫風濕科」專科治療與研究。

免疫疾病及風濕病

免疫系統是身體內部一個能夠辨識出外來的病原菌或入侵物，並將這些非自體物質消滅或排除的整體統稱。人體免疫系統包括胸腺、脾臟、骨髓、淋巴管、淋巴結及皮膚。如果免疫系統發生異常，會造成免疫功能不全或失調的狀況，身體便會產生嚴重疾病。例如這類疾病中常見的風濕病，是一種讓肌肉、關節疼痛的疾病統稱，為慢性疾病，其病因可能是人體內的免疫系統錯誤地攻擊自己身體的正常細胞，逐漸地破壞關節、造成纖維組織增生，原因可能與基因和環境因素有關。這種免疫系統自己打自己的情況稱為「**自體免疫疾病**」，目前的醫學知識尚未完全了解此類疾病發生的明確原因，只能以減緩病情惡化或是降低患者的痛楚來治療。

常見疾病與診斷方式

過敏免疫風濕科主常見疾病有**痛風、類風濕性關節炎**等。主要採取抽血進行血清免疫檢查，偵測血液中是否具有錯誤辨認體內物質的抗體，來確認病因。由於此類疾病其臨床症狀常是漸次發生的，並非短時間內就表現出全部的典型症狀，所以不易診斷，需經由綜合的檢查結果，才能推斷患者屬於那一類型的免疫相關疾病。免疫相關疾病所使用的治療方式雖然不同，但目的都是為了讓患者能夠降低疾病所造成的痛苦，並減緩病情持續惡化。例如風濕病的治療常依患者體質使用類固醇或非類固醇等免疫抑制劑，來進行止痛、消炎及降低免疫反應的症狀治療。目前還沒有根治方法，只能從減輕關節發炎和疼痛，以及減慢或終止關節受損方面的病情，讓病患的身體狀況改善。現今醫學隨著免疫學、分子生物及基因工程的進步，學者開發以生物製劑為主的免疫標靶療法，能如導彈一般瞄準異常的免疫分子，來達到治療效果，是未來此類疾病的一道曙光。

●免疫系統的構造與常見疾病

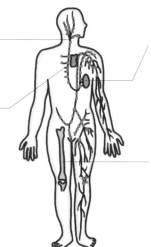

淋巴結
又稱淋巴腺。可清除淋巴液中的細菌及異物。

胸腺
能分泌多種激素，最主要是胸腺激素，與免疫細胞成熟及免疫功能有密切關係。

脾
人體最大的淋巴器官。具有儲存血球、過濾血中異物、分解老化血球，及生產淋巴細胞等作用。

骨髓
存於骨內腔隙的軟組織，內含各種不同發育階段的血球。

常見疾病

痛風
因尿酸在人體血液中濃度過高，在軟組織如關節膜或肌腱裡形成針狀結晶，導致身體免疫系統過度反應，造成發炎症狀。

（症狀）發作部位會出現紅、腫、熱、劇烈疼痛。

類風濕性關節炎
由於自身免疫障礙，使免疫系統攻擊關節，形成長期的慢性炎症。會造成關節變形直至殘廢，並會因關節痛楚及磨損而失去部分的活動能力。

（症狀）多個不同的關節於同一時間發炎，使得軟組織腫脹疼痛。

紅斑性狼瘡
一種慢性的自體免疫疾病，免疫系統攻擊自身細胞和組織，導致發炎和組織損害。可能影響各種器官，包括心臟、關節、皮膚等。

（症狀）疲勞、失去食慾、顴骨皮疹等。

醫療方式
- 痛風不能根治，但適當的藥物及飲食控制可以防止痛風的復發。
- 急性發作期必須服用止痛劑及長期控制血液尿酸值的藥物，使急性關節發炎快速控制下來，分為抑制尿酸合成及促進尿酸排泄兩類藥物。

醫療方式
- 藥物可分為消炎鎮痛和改善疾病的兩種藥物。
- 消炎及鎮痛藥只能減輕痛楚及改善僵硬，但無法阻止關節的傷害或減慢病情的惡化。
- 改善的相關藥物可以緩和、延後或停止病情的惡化、阻止骨骼及關節反覆發炎。

醫療方式
- 目前無法治癒，但症狀可以使用類固醇、非類固醇抗發炎藥、抗瘧藥物和免疫抑制劑。
- 利用這些藥物來控制身體發炎症狀的惡化，並降低體內免疫系統的反應活性。

精神疾病的成因廣泛而複雜，主要透過觀察與溝通來診斷、評估病況

精神狀態是身體健康與適應社會能力的重要環節，當精神發生異常，會使患者拒絕參與家庭和社會活動，導致內心封閉，影響身體健康。精神疾病需要專業評估且複發率高，因此臨床醫學設立「精神科」來減輕與控制精神相關的疾病。

精神疾病產生的原因

精神等同心理，是身體神經系統與外界環境的聯繫。精神發生異常而產生疾病時，除了會導致身體的疾病，也會影響對外界環境的反應力與適應力。精神病又稱為精神疾病、心理疾病、情緒或認知功能障礙，主要臨床表現是在行為、心理活動上產生紊亂狀態的神經系統疾病。致病原因主要是由於家庭、社會環境等外在原因，以及患者自身的生理遺傳因素、神經生化因素等內在原因相互作用，所導致神經系統功能紊亂的病症。常見的症狀像是妄想、幻覺、錯覺、情感障礙或缺乏自制力，並且患者會對自己的精神狀態失去判斷能力，自認心理與行為正常而拒絕接受治療。精神病多在青壯年時期發病且復發率高，如不積極治療，可能出現精神衰退和人格改變，無法適應社會生活及負擔家庭與社會責任。

常見疾病與診斷方式

主要在診治各種**精神疾病、心身疾病**，或伴隨軀體疾病的**精神障礙**，此外，也包含了適應障礙、人格障礙、性心理偏異，以及兒童智力、能力或品德發育障礙的預防、矯正和處理等問題。由於精神科疾病的成因相當複雜，目前醫生主要的診斷還是以「聽其言、觀其行」的方法，觀察患者的行為、與患者溝通來了解患者內心的想法，判斷患者的思維、認知能力、還有自知力等，進而判斷病情。例如精神異常是指情感或腦功能損害的器質性精神損傷，常會導致適應行為不良、心理問題、或是重要官能部位產生損傷。常用的治療方式主要有藥物治療、行為治療、工作治療、娛樂治療、心理治療及各方面疏導，以消除或減輕患者的種種障礙。許多精神疾病由於致病因素複雜，迄今醫學還未完全有能力解決，但若病患能夠提早就醫尋求治療，即可減輕症狀，重新獲得較高品質的生活。

●精神疾病的判斷與常見疾病

精神正常與不正常的差異

心情鬱悶、不開心。 → 找朋友聊天或出外踏青。 →

心情恢復平靜。 ← 屬於精神正常的狀態。

心情仍舊無法得到平復，持續很長一段時間，並且反覆發生。 ← 屬於精神不正常的狀態，需要尋求專業治療。

常見疾病

憂鬱症

一種對周遭及自身長期出現負面影響的疾病。成因有二：①內因性：生理上或遺傳上有缺陷導致病發；②外因性：承受壓力或挫折日積月累所造成。

症狀
●長期情緒鬱悶，自尊心降低。
●對以往感到有趣的事物失去興趣。罪惡感、懊悔感、無助感、絕望感和自暴自棄。
●長期負面影響下，造成日常作息與其他身體功能出現失能狀況。

醫療方式
●通常採用藥物及心理治療，視患者情況輔以使用抗焦慮藥與助眠藥。
●對患者的心理、思考，採取支持性的心理治療為主，藉由認知扭曲的改正，來治療憂鬱症。

躁鬱症

會反覆經歷暴躁與憂鬱兩種相反的極端情緒狀態。目前還無法明確斷定病因，推測與遺傳以及壓力有關係。

症狀
●不斷經歷暴躁與憂鬱的極端情緒狀態。
●反覆出現的強度與持續時間均大於一般人平時的情緒起伏。

醫療方式
●透過藥物治療來控制情緒起伏的強度。
●透過談話治療來面對變化過於快速又激烈的情緒，使其意識到情緒如何影響到周遭的人事物，學會處理或彌補所造成的後果。

焦慮症

長期的生活與環境壓力，產生較大的焦慮傾向，與思維和認知過程有著重要的關係。也可能是體內的生化因素，如甲狀腺或神經化學傳遞失調所致。

症狀
●反覆並持續的伴有焦慮、恐懼、擔憂、不安等症狀和自律神經紊亂的精神症障礙。
●過分擔憂現實生活中的某些事情，或將來某些事情，有時患者也會產生無明確目的的擔憂。

醫療方式
●採取解釋性的心理療法，對於治癒或舒解患者的焦慮症狀極為重要。
●藥物治療也很重要，目前使用藥物主要有鹽酸帕羅西汀、鹽酸氟西汀等。

復健科

以團隊合作的工作模式，
針對每一個案設立復健療程

為了讓因疾病或受傷的功能障礙者恢復身心功能、日常生活能力及社會適應力，復健醫學常常需要團隊合作，讓患者獲得周全的醫療評估與治療，因此「復健科」可以說是利用團隊合作，讓患者身心都能恢復到最佳的狀態的專科。

復健醫學的功能與目的

復健醫學主要目的是消除和減輕病人的功能障礙，彌補和重建病人的功能缺失。復健醫學必須協調應用醫學、教育、社會、職業方面的各種方法，使因疾病、受傷、殘疾導致的功能障礙者，能夠重新自主生活、工作並重回社會當中。復健的目的不只是針對疾病所造成的傷害，更重要的是讓患者在體格上、精神上、社會上和經濟上的能力，可以達到最好的恢復程度，也就是達到「提高殘疾人士的生活素質」。復健醫學包含如物理、職能及語言等治療。其中**物理治療**佔了很重要的一部分，主要負責患者的疼痛處理、肌力的訓練、關節活動度的增進、心肺功能的訓練等；**職能治療**是治療或協助患者能獲得最大的生活獨立性；**語言治療**則是針對於溝通或吞嚥障礙的患者，改善其溝通技巧或吞嚥功能，達到有效地與別人溝通與安全的進食。

常見疾病與診斷方式

復健科中常見的患者，像是骨折術後、腦性痲痹症等。因為服務的範圍很廣，所以是種團隊性的醫療工作，除了復健專科醫師負責主導及協調外，成員尚包括物理治療師、職能治療師、語言治療師、心理治療師、義肢裝具師、社會工作師、及其他相關的專業醫療人員。所採取的治療方式因個案不同也有不同的復健計畫，例如對於骨骼與軟組織復健的患者，除了使用一般消炎止痛的藥物之外，也會使用物理治療中的熱療或電療，並對於患者的疾病部位設計運動療程，以增加關節的活動度與關節的肌力與耐力。因此根據不同的患者，復健方式都必須經由醫師與各專業醫療人員進行評估與計畫，才能讓患者獲得最佳的復健方式。

●復健醫學的流程與常見疾病

復健醫學的對象
針對因病或受傷的生理傷殘者、慢性病患者、運動及職業傷害者進行復健治療。

例 工作中受傷。

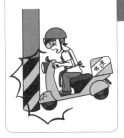

專業的合作團隊
通常會針對病患個別的需求設計復健項目，主要分工項目包含：職能、心理、物理、和語言等治療。

例 接受物理治療。

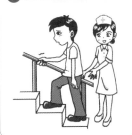

達成目標
藉由專業團隊的分工治療，使患者恢復身體最大的使用度，並回到社會生活中。

例 返回工作。

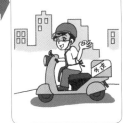

常見疾病

退化性膝關節炎
成因 膝蓋因長年承受壓力而磨損退化的情形，年紀愈大愈嚴重，磨損退化的膝關節造成疼痛僵硬或組織變形等症狀。

醫療方式
●常用消炎止痛的藥物或利用物理治療如超音波、熱敷包、水療等，以鬆弛肌肉並增進局部組織循環以減輕疼痛，也需進行膝部退化性關節炎的運動治療。

●較新的療法是注射玻尿酸，補充患部的關節液，又可滲入基層抑制軟骨退化，改善關節活動度。

腦外傷
成因 因腦傷造成病患肢體運動，感覺，語言，吞嚥，情緒認知等功能損傷，導致活動能力及日常生活功能障礙。

醫療方式
●依不同的嚴重程度、後遺症與需求，來評估治療的目標，並訂立治療計劃。

●物理治療主要是肢體運動功能的訓練，讓患者能夠安全坐立或是行走的能力。

●此外，還有吞嚥進食功能、說話溝通能力，以及行為認知功能的訓練。

腦性麻痺
成因 嬰幼兒時期因腦傷或腦缺氧而導致的運動障礙。症狀除了行動不便外，部分會合併智能不足、癲癇、溝通困難、視聽覺障礙及情緒行為等問題。

醫療方式
●部份痙攣型腦性麻痺患者可藉由抗痙攣藥物、神經阻斷術來改善過高的肌肉張力以及行動功能。

●運用物理治療以運動來改善肌肉張力，提高行動功能的獨立性。

●對於語言發展遲緩或發聲、咬音有困難的患者，則需進行適當的語言治療。

個人化醫療可以創造出專屬自己的藥物

　　「藥到病除」是臨床醫學的最高治療指導方針。雖然臨床上所使用的藥物已經通過動物實驗及人體試驗，證明藥物的安全性之後，才能正式上市販售，但仍然有少數的病患在接受藥物治療之後，沒有達到原先預期的效果，反而產生了不良的藥物副作用。現今的醫學研究，了解到少數病患副作用的原因，是由於每個人天生的個體差異所造成，就像多數人吃海鮮後沒事，但有些人卻會產生過敏反應。

　　近年來，人類基因體解碼完成，才讓醫學對於個體間的基因差異有了更深入的了解，再加上基因定序技術的快速發展，使得臨床上能先經由檢測病患所表現的基因型，再給予最適當的藥物進行治療。針對不同病患所量身訂作的治療方針，不只能對症下藥，更能大幅降低病患使用不適合藥物的機率。目前醫學領域不斷朝向個人化醫療的方向前行，訂作每個人的專屬用藥，讓健康照護變得更完善、更安全且更符合藥物使用上最大的經濟效益。

　　目前多數的藥物治療方式，大多以特定藥物針對特定疾病進行治療為原則，即不論個體之間對藥物反應的差異。個人化醫療是同時結合診斷檢驗和藥物治療兩個領域的新治療方案，藉由鑑定基因型，有助於醫師評估用藥的理想劑量。例如抗凝血劑華法林（warfarin）為一種可預防血液中血塊形成的藥物，可以預防血管栓塞、降低中風、及心臟病發作的機會，但是此藥物使用過量卻可能造成內出血，劑量不足則可能造成血液凝塊，目前已可藉由分析確定患者的基因型後，再「對型下藥」以防止華法林的不良反應。

　　而鑑定不同的基因型之所以會造成藥物療效的差異性，部分原因是由於每個人體內藥物代謝基因的不同，因而對於相同藥物會有不同的敏感度，或是體內代謝酵素的差異產生了不同的藥物催化反應，種種因素都會影響到藥物最終的治療效果。若能在用藥前藉由檢驗基因型為病患進行篩選，即可找出對於特定藥物最能受益的病患、病患使用藥物的最佳劑量、或排除最有可能出現致命不良反應的病患。

第 5 章

臨床醫學②
——以手術治療為主

外科手術是藥物治療無法改善疾病時的重要備援方案。這種以外力方式進入身體內部，排除病變、修補構造或植入醫療材料的處理方式，是醫學上除了藥物治療外的另一個重要醫療方式。

以外力介入體內排除病變、修補構造或植入醫療材料的醫療方式

外科是由於身體構造或組織出現異常，無法只依靠藥物來達到療效，或是人體因疾病或外傷造成結構異常所導致的病症，才必須由手術治療，因此外科手術是藥物治療無效時的替代方案。

外科學需以內科為基礎，手術為其主要特色

外科學主要研究在內科藥物治療之外，如何進一步利用、或在緊急和嚴重的病況下，施以外科手術來解除患者的病症。因此，患者就診時通常會先選擇內科，若該科別沒有內科，外科醫師也會先以藥物來治療，當藥物治療無效或病況嚴重時，採用手術來治療。外科學也和內科學一樣，都需要了解疾病的定義、病因、表現、診斷、分期、治療、預後（預測疾病的可能病程和預期恢復的情況）。不過由於手術是外科不同於內科的最大特色，所以外科學更重視與手術相關的問題，像是手術適合運用的疾病範圍、術前的評估、手術技巧與方法、術後照顧、手術的併發症與預後等。

外科學經常處理的疾病大致分為創傷、感染、腫瘤、畸形和功能障礙等五大類，並以身體部位來區分各種手術，包括了一般外科、骨科、泌尿外科、胸腔外科、心臟外科、神經外科、婦產科、眼科、耳鼻喉科及整形外科等。因為人體不同部位的構造都十分精密複雜，以此分類可訓練出深入了解其構造的不同專科醫師，降低手術的人為疏失。

手術重視團隊合作與術前縝密評估

外科手術是由外科醫師及其他專業人員操作外科手術的設備和儀器，直接進入人體排除病變、改變患部組織的構造、或植入外來物。除了主刀醫師負責主導及協調外，也需與麻醉學、護理學、病理學、放射學、腫瘤學等其他醫學專科人員高度密切配合，手術才能順利進行。患者在手術進行前，必須經過各醫學專科的評估與詳細計畫後才能正式執行手術，尤其是身體狀態無法承受手術中麻醉或失血的懷孕婦女、或是心臟疾病嚴重的患者等，必須周全地考量患者現階段的體能狀態，充分了解病情、病史、診斷和檢查結果，才能做出適當的判斷和手術計畫。

●外科手術過程所需要的醫療團隊

肺腫瘤移除手術中

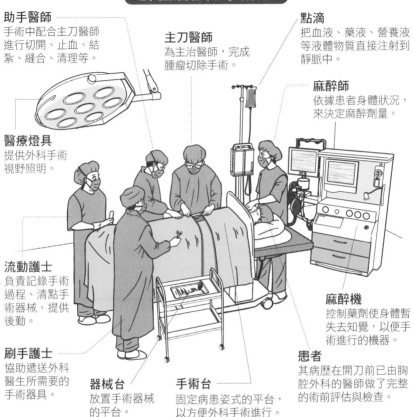

助手醫師
手術中配合主刀醫師
進行切開、止血、結
紮、縫合、清理等。

主刀醫師
為主治醫師，完成
腫瘤切除手術。

點滴
把血液、藥液、營養液
等液體物質直接注射到
靜脈中。

醫療燈具
提供外科手術
視野照明。

麻醉師
依據患者身體狀況，
來決定麻醉劑量。

流動護士
負責記錄手術
過程、清點手
術器械、提供
後勤。

刷手護士
協助遞送外科
醫生所需要的
手術器具。

器械台
放置手術器械
的平台。

手術台
固定病患姿式的平台，
以方便外科手術進行。

麻醉機
控制藥劑使身體暫
失去知覺，以便手
術進行的機器。

患者
其病歷在開刀前已由胸
腔外科的醫師做了完整
的術前評估與檢查。

手術後

病理科
提供病變部位的切片
檢查，了解疾病的屬
性與嚴重程度。

腫瘤科
確定腫瘤分期，來決
定如何治療。

胸腔外科
手術移除癌化部位
後，針對病理報告決
定後續治療方式。

除非是身體構造或組織出現異常、或是外傷造成
結構異常，例如骨折等，不然均先看內科，若是
內科藥物治療無效，再轉介外科做手術治療。

胸腔內科無法用藥物治療時，轉由外科評估手術治療

胸腔包含了許多人體的重要器官及結構，這些彼此相鄰的器官，在疾病發生時會互相牽引，造成疾病從原本的小問題相互影響後，變成重大疾病，臨床醫學設立「胸腔外科」來解除患者無法藉由內科治療的胸腔相關疾病。

胸腔內的相鄰器官疾病發生時會互相影響

胸腔包含了許多重要的器官，如心臟、肺臟，食道、氣管等，由於這些器官彼此相鄰，導致疾病發生時會影響互相之間的功能，一旦胸腔器官功能出現異常，通常會產生嚴重的疾病，其中又以心臟的複雜度較高，因而單獨設立心臟內科及心臟外科。胸腔外科則是針對肺臟、食道、氣管、支氣管、縱膈腔、胸壁等部位的疾病進行治療。臨床上如果出現「胸腔內科」無法單純使用藥物治療的患者，才會轉由「胸腔外科」評估是否能經由手術治療。胸腔外科的醫師必須對由胸廓與橫膈膜所圍成的胸腔區域，具有專業構造上的了解與熟練的手術操作能力，才能執行手術將異常的部位切除或是修補。例如對於肺結核或多重抗藥性肺結核的病患，若內科以藥物治療效果不佳且併發支氣管擴張症時，可透過外科的胸腔鏡肺葉切除手術，來達到治療效果。

常見疾病與診斷方式

胸腔外科專門研究胸腔內器官，包括了食道、肺部、橫隔病變的診斷及治療，其中又以**肺外科**和**食道外科**為主，常見的疾病有**氣胸**、**血胸**、**膿胸**與**惡性腫瘤**等。一般常配合胸部X光、超音波、食道功能鏡檢查或氣管內視鏡等檢測，來評估出患病的風險與嚴重程度，以及觀察患者胸腔內哪些部位出現異常。經綜合評估後，診斷出可能性較高的疾病原因，如果能以藥物治療方式治療則直接採取內科治療方式，若藥物治療無效，可再藉由適當的外科手術切除、或修補異常部位。例如食道癌的檢查，利用食道內視鏡經口置入食道內，可直接觀察病灶處，並取得異常部位的切片，取得的病理切片可經由染色及顯微鏡觀察，若是評估癌化程度以藥物根治的機率較低，便會建議患者改採外科手術切除癌化部位，以達到治療的目的。

●胸腔結構與常見疾病

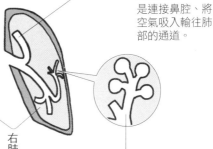

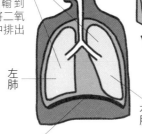

肺
主要功能是將大氣中的氧氣運輸到血液中，並將二氧化碳從血液中排出去。

支氣管
是連接鼻腔、將空氣吸入輸往肺部的通道。

左肺

右肺

肺泡
氣體交換過程是在一種特殊細胞中進行，而這些細胞是由成千上萬的微小薄壁泡囊組成的，稱「肺泡」。

橫膈膜
幫助氣體交換與呼吸。吸入氣體時，胸腔擴大，降低胸內壓力，將空氣吸入肺內。橫膈膜放鬆時，氣體因胸腔內膜組織與腹肌的共同施力而被呼出。

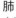 **常見疾病**

氣胸
指氣體不正常地進入胸膜腔，導致肺葉跟胸壁分離，形成積氣狀態，更可能影響患者呼吸。

症狀 胸痛和呼吸困難，嚴重者會面色發青。肺部穿孔時，空氣從傷口流入胸腔的聲音可以分辨出氣胸。

橫膈膜缺損
胸腔和腹腔分界的膈膜出現缺損，胃或者腸由此進入胸腔。最常見的是右後側有缺損。

症狀 進入胸腔的胃或腸壓迫肺部導致呼吸困難，其發作的時間和程度，與橫隔膜缺損的大小、進入胸腔的器官多寡、及肺發育不全的程度有關。

食道癌
食道癌為食道的惡性腫瘤，可分為二類：①鱗狀上皮細胞癌：細胞扁平如魚鱗狀，常發生於食道上、中段的食道。②腺癌：癌細胞呈腺體狀排列，腺癌較常見於下段的食道。

症狀 吞嚥困難常是第一個症狀。

醫療方式
●輕微者不需要特別治療，而嚴重者，需要胸廓造口術（又稱為胸腔管手術）。
●胸廓造口術是在胸腔插入一根導管，接入引流瓶抽出胸腔內部的空氣，使肺部得以擴張，同時以X光片檢查狀況。

醫療方式
●利用外科手術修補橫隔膜缺損部位，並將移入胸腔內的腸子復位。
●手術可從胸腔著手，也可從腹腔著手，取決於外科醫生認為從哪個部位進行手術最為適宜。

醫療方式
●約20～30%的患者病灶限於局部，可以考慮外科手術治療，手術主要使用食管切除術，切除病灶的部分或全部食道。
●體積較大但仍屬局部的腫瘤，可先施以化學療法或放射療法。

因太重要且結構複雜，故在胸腔外科外另設心臟外科

心臟是人體血液循環系統中最重要的器官，藉由其精密的結構及規律的收縮功能，讓血液能夠順利送到全身。雖然心臟位在胸腔內，但因複雜度極高，所以單獨成立「心臟外科」，專門針對心臟結構或是功能異常的相關疾病，透過手術來解除患者的病症或修補其功能。

正常的心臟結構與功能是保證血液暢行無阻的關鍵

人類心臟的內部結構可分為左右兩部分，左右兩邊隔開，互不相通，心房中隔將較上方的心房分成左心房及右心房，下方稱為左心室與右心室。心臟又與主動脈、肺動脈、腔靜脈、肺靜脈相連，並將心臟固定在胸腔中；而心臟內的瓣膜、固定尖瓣的腱索及心室內壁的乳頭肌，是維持血液定向流動的結構，可防止血液逆流、確保血液循環正常進行的重要裝置，心臟中若有任何一個瓣膜發生病變、心肌異常或是起博電流放電異常，都會導致血液循環產生極大的障礙。針對構造先天上的不健全，或是後天因疾病或外力造成的心臟功能障礙，當無法施以內科治療時，才會以心臟外科手術來修補。心臟外科運用手術修補心臟功能或構造異常的部位；必須了解心臟內部構造與血液循環系統的關聯性，才能正確推測出能以手術修補的病因，達成治療目的。

常見疾病與診斷方式

心臟外科最常治療的心臟疾病有**缺血性心臟病、先天性心臟病**，以及**心內膜炎**等疾病所導致的**心瓣膜病變**等。診斷時，除了與心臟內科相同的檢查外，還要再配合胸部 X 光、超音波檢查或心電圖等，經由這些影像檢查，主要可以觀察及推測患者的心臟構造哪些部位出現異常。例如心臟疾病中常見的二尖瓣脫垂，醫師可以從問診中得知患者通常有心悸、胸口不適、容易疲倦等症狀，也常呈現焦慮緊張的傾向，再藉由聽診檢查過程，若心臟收縮中期出現敲擊音與收縮末期出現心雜音，即是典型的二尖瓣脫垂症狀。然後再透過心臟超音波觀察二尖瓣脫垂的位置及嚴重程度，就可確定診斷為二尖瓣脫垂。症狀輕微的患者無需治療，可藉由定期心臟超音波檢查追蹤，嚴重者可能需由二尖瓣修補或重建的手術治療。

●心臟外科的常見疾病

| 二尖瓣脫垂 | 主動脈瓣閉鎖不全 | 冠狀動脈阻塞 |

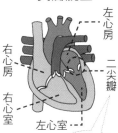

左心房

右心房

右心室

二尖瓣

左心室

因脫垂造成血液逆流

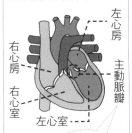

左心房

右心房

右心室

主動脈瓣

左心室

因閉鎖不全造成血液逆流

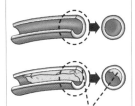

沉積脂肪及膽固醇

二尖瓣位於左心房和左心室的之間，能防止血液倒流。當二尖瓣的葉片、腱索、乳突肌或是瓣膜環的任一或多種結構異常，都可能造成二尖瓣閉鎖不全。

症狀 輕微二尖瓣脫垂沒有任何症狀，少數會有心雜音。

因為瓣膜退化、鈣化、風濕性心臟病、感染性、先天性心臟瓣膜病等造成，讓原本因流至主動脈的含氧血回流往左心室，導致左心室負荷過重而擴大。

症狀 氣喘、心絞痛、心臟衰竭、頭昏暈眩、心律不整等。

成因很多，如年紀增長、抽菸或有高血脂使血管壁沈積脂肪及膽固醇而變厚，造成動脈粥狀硬化，阻礙血流通過，使心臟無法得到足夠血流供應，導致心臟肌肉的損傷。

症狀 輕微者亳無症狀，較常見的胸悶、心絞痛、氣喘、心跳加速、頭暈，甚至於心肌梗塞造成猝死。

↓ | ↓ | ↓

| 醫療方式 | 醫療方式 | 醫療方式 |

●多數的患者都沒有症狀且無需特別治療，輕微者可藉由口服的 beta 交感神經受體拮抗劑來減輕不適。

●嚴重者就必須考慮以外科手術治療，目前手術方式的選擇大多會採用二尖瓣修補或是重建的手術。

●預防感染及心內膜炎發生，以口服藥物改善併發症狀。

●嚴重閉鎖不全會導致併發心臟衰竭、心臟擴大或腔室內壓力過大併發急性肺水腫等，經評估後，若無法由手術進行修補，則會採人工瓣膜置換術。

●服藥只能改善症狀及預防心肌梗塞發生，但不能使已阻塞的動脈血管暢通。

●若已經發生心肌梗塞或嚴重缺血，則需要施以導管或繞道手術。手術是取一段替代血管，將它接到主動脈，與阻塞位置以下的冠狀動脈，形成新的血行通路。

血管外科

以手術移除血管阻塞、修補破損，維持血管通暢

血管是人體運送血液至各部位循環的重要管道，如果血管發生阻塞或異常，血液就無法順利運行，進而身體也會產生疾病。「血管外科」即是以解除或修補血管方面相關疾病的專門科別。

氧氣、養分和廢物由動脈、靜脈與微血管運輸傳遞

血管是運送血液循環的重要管道，依運輸方向可分為動脈、靜脈與微血管。動脈從心臟將含氧、和養分的血液帶至身體組織；靜脈將缺氧、代謝廢物的血液自組織間帶回心臟；微血管則為連接動脈與靜脈進行物質交換的地方。其中動脈多分布於身體較深部位，血管的管壁厚、彈性大、管腔較小與管壁壓力高、血液流動速度量大且快，可以快速送達血液至所需的組織和器官。靜脈則是位於身體較較淺的位置，管壁薄、彈性小、管腔大、管壁壓力較低，流動速度較慢，內皮有突出形成靜脈瓣，防止靜脈的血液回流。微血管的管壁極薄、壓力低、流速度慢，以利於細胞之間的物質交換。

常見疾病與診斷方式

血管外科是針對除腦血管、心臟血管以外的周邊血管疾病，進行預防、診斷和治療。腦血管和心臟血管則是隸屬到神經外科和心臟外科，以另設的專門科別來把關。血液外科是血管構造發生異常時，以手術方式移除、修補的治療方式，通常是在血管內科已無法再以藥物改善、或血管有破損、阻塞等急症時使用。目前一般血管外科經常治療的疾病為**動靜脈廔管、下肢靜脈曲張病變、糖尿病足血管病變、腹主動脈瘤、下肢動脈病變**等。搭配血管攝影、超音波檢查或電腦斷層等影像醫學，來了解患病的部位、情況、嚴重性等，進一步判斷最佳治療做法。例如下肢動脈阻塞是血管外科常見的疾病之一，當醫師確定患者有發冷、麻木、疼痛、間歇性跛行、靜止時疼痛等症狀時，可進一步藉由量測足踝／肱動脈壓比值，或是血管超音波及血管攝影等，評估實際患病血管的狀況。若嚴重、或情況緊急時，如血管阻塞嚴重到循環不足而局部組織缺血，就會採取血管腔內的氣球擴張術以擴張血管，或是支架置放術以支撐阻塞的血管內壁，讓血管保持暢通。

●血管外科的常見疾病

下肢動脈阻塞

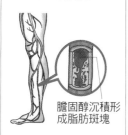

膽固醇沉積形成脂肪斑塊

為退化性疾病,隨著年紀增長,動脈血管內壁因膽固醇等物質逐漸沉積而失去彈性,甚至導致內膜增生,造成動脈內徑狹窄,血流量減少。

症狀 輕微者會有肢體末梢疼痛,嚴重時則有肢體缺血、間歇性跛行、蒼白或壞疽甚至危及生命。

醫療方式

- ●運動復健或危險因子的改善,如控制血糖、血壓、血脂;使用藥物擴張血管、避免血塊形成、以及減少疼痛。
- ●以手術裝設血管內支架、以及選擇性使用血管整形術或繞道手術來治療。

下肢靜脈曲張

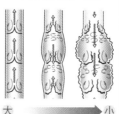

大 ⟶ 小
靜脈管壁彈性

成因有長期站立、血栓性靜脈炎、先天性靜脈管壁彈性弱、肥胖、靜脈壓顯著增加、年老、心臟病、肝硬化、服用避孕藥等。

症狀 外觀上可見突出的青紫色靜脈,周圍的感覺神經會有疼痛感,嚴重時有下肢水腫、皮膚色素沉積、鬱血性皮膚炎與潰瘍等情形。

醫療方式

- ●原發性的治療可採用壓迫治療法、硬化劑注射治療法、局部摘除手術治療法、血管外雷射或脈衝光法、或微創靜脈曲張旋切內視鏡手術,將靜脈吸出。
- ●次發性的,例如深部靜脈、大隱靜脈有靜脈曲張者,需採用高位靜脈結紮手術,加上局部大隱靜脈抽除手術。

海綿狀血管瘤

血管瘤

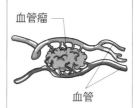

血管

由擴張的血管腔隙所形成海綿狀異常血管團,因侵入深部肌肉,造成該部位變形,影響其功能。常發生於四肢、面頸部、軀幹,也會在腦部、骨骼等部位。

症狀 皮膚呈現紫色的軟塊,似海綿;若在深部肌肉組織會局部腫脹,患肢較粗,有酸脹沉重感,若神經受壓迫會造成疼痛或無力。

醫療方式

- ●大部分病變可由手術切除。
- ●如果範圍較大、或位置較深,手術難以徹底切除,而且容易傷害周圍正常組織與造成出血情況,可使用超音波導引局部用藥,使血管瘤的血管壁收縮或閉塞,逐漸消失,但仍需長期追蹤。

神經外科

腦部和脊髓受損以手術補強治療，可改善半身不遂等神經傳導疾病

神經系統是最重要的聯絡和控制系統，負責調控身體肌肉與器官活動，可預測與應對環境的變化，指示身體做出適當的反應，保護人體免於外來刺激與傷害。當神經系統發生無法透過「神經內科」由藥物控制來緩解症狀時，可轉至「神經外科」利用手術解決相關疾病。

神經系統是由中樞神經與周圍神經所構成

神經系統是由神經元細胞形成遍布人體全身的網絡，負責在不同部位間傳遞訊號與調控身體的動作。神經系統可控制肌肉的活動，協調各個組織和器官，當遍布全身的受器接受外來刺激時，會由神經傳導協調後做出適當反應，例如眼睛接收到車子靠近的訊號傳遞給大腦後，透過神經系統命令身體肌肉產生閃躲動作。

人體的神經系統可分為二部分，①中樞神經系統：由腦及脊髓組成，主要接受全身各處的傳入資訊，以協調人體各器官以及與外界環境間的活動。人類的思維活動也是中樞神經系統的功能之一。②周圍神經系統：泛指中樞神經系統之外的其他神經組織，主要功能是將感官接受到的刺激傳至中樞神經系統，再由中樞神經發送訊息傳至骨骼肌，以使身體運動。神經系統如果發生異常，會導致該神經傳導部位的器官或肌肉活動產生極大障礙而造成疾病。像是半身不遂可能是由於腦部或脊髓神經因疾病或外傷造成受損，使得神經訊號無法正常傳遞給肌肉而導致的症狀。

常見疾病與診斷方式

神經外科也稱做腦外科，當神經內科透過藥物不能解除或緩解神經系統相關的症狀時，外科手術將可進一步補強、或另闢治療管道。最常處理的疾病為**頭部外傷、腦血管疾病、腦內惡性瘤、脊椎退化疾病、腦性麻痺、神經功能失調**等。診療過程中需配合電腦斷層檢查、神經傳導檢查、肌電圖、腦波檢查等影像檢查，以確保能充分了解神經傳導的狀態、掌握患病嚴重程度的情況，施以適當的治療。例如當巴金森氏症在使用藥物治療的效果出現瓶頸、無法維持或改善症狀時，可能必須進一步利用外科手術在腦深部植入電擊晶片，因為經由電擊刺激可有助於形成及儲存記憶於大腦負責記憶的區塊，以改善失智症狀。

●神經系統的反射與傳導與常見疾病

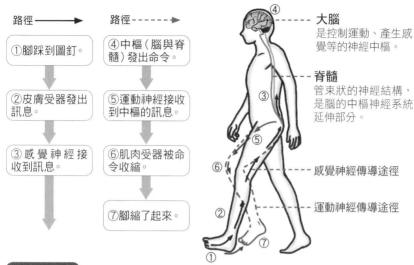

路徑 ━━━▶

①腳踩到圖釘。

②皮膚受器發出訊息。

③感覺神經接收到訊息。

路徑 ┄┄┄▶

④中樞(腦與脊髓)發出命令。

⑤運動神經接收到中樞的訊息。

⑥肌肉受器被命令收縮。

⑦腳縮了起來。

④大腦
是控制運動、產生感覺等的神經中樞。

脊髓
管束狀的神經結構,是腦的中樞神經系統延伸部分。

感覺神經傳導途徑

運動神經傳導途徑

常見疾病

出血性中風

發生出血性中風時,血液就會積聚在腦部組織中造成毒化作用,導致腦細胞的功能減弱和死亡。

症狀 跟血塊所壓迫的位置有關,初期只是突然頭痛,後期意識可能急速喪失或逐漸惡化,也有可能半身不遂、半身感覺喪失或同側半盲。

醫療方式

●若血塊量不多,症狀輕微且意識狀況良好的患者,通常只需用立體定位的方式抽吸血塊。

●若血塊很大對於腦內造成壓迫,就需根據病人的情況以手術取出血塊。

腦腫瘤

包括各種顱內腫瘤,有良性和惡性之分,惡性又稱腦癌。

症狀 會使顱腔內的壓力增加,而產生頭痛、嘔吐、視線不清、抽筋、昏迷等。此外,腦瘤生長位置亦會影響該處的功能,因此症狀會因腦瘤位置而不同。

醫療方式

●治療包括:手術、放射線及化學治療三大類。

●為了達到較佳的治療結果,會根據患者的病情,搭配不同的結合療法。

●手術通常是最主要的治療方法,盡可能將腫瘤細胞移除,避免再度增生。

腕隧道症候群

一種常見的職業病,多發於電腦使用者、木匠、裝配員等需要做重覆性腕部活動的職業。

症狀 早期大拇指、食指、中指及無名指有麻木刺痛感;中期出現持續性手指疼痛麻木;後期會產生大拇指的肌肉萎縮、伸展困難,手部感覺喪失。

醫療方式

●去除日常生活可能的誘發因子,減少腕部不當的姿勢及重複性動作。

●口服非類固醇抗發炎藥,減緩發炎症狀。

●當上述治療無法改善症狀時,可採手術切開橫向的腕關節韌帶,以減輕神經受到的壓迫。

婦產科

婦產科醫師需要兼備
內科治療與外科手術的能力

女性生殖系統關係著女性特有的性徵、生育與生理功能,臨床醫學設立的「婦產科」屬外科體系,但是需同時兼具內科及外科的專業領域,婦產科醫師必需熟悉藥物的運用,也要會使用手術治療婦女相關的疾病。

女性生殖系統是孕育生命的重要場所

女性生殖系統有別於男性,有獨特的生育、生理功能和性徵,卵巢與子宮等構造會受內分泌影響形成週期變化,與母體受孕時機息息相關。女性生殖系統包括主要的器官卵巢,以及附屬器官如輸卵管、子宮、陰道、外陰部、乳腺等。卵巢的功能是產生成熟的卵子和分泌女性激素,以促進女性生殖器官的生長發育以及受孕過程;子宮則是孕育胎兒和產生月經的場所。如果女性生殖系統中任何一個腺體發生病變、器官或是組織產生異常,都會導致生理週期狀態產生障礙或是造成不孕症等。對於婦產科醫師而言,必須了解女性生殖系統的解剖結構、女性激素與生理活動的關聯性以及女性妊娠與生產過程,如此才能藉由適當的藥物調節生理週期,或是利用手術將異常的部位修補,以讓患者獲得合適的治療。

常見疾病與診斷方式

婦產科最常治療的疾病為女性生殖器官感染、腫瘤、創傷、脫垂、發育畸形和子宮內膜異位症等。檢查方式除了問診與視、聽、觸診等理學檢查外,還會配合血液檢查、超音波檢查、腹腔鏡檢查或癌症篩檢等,例如從血液檢查可評估女性內分泌激素如黃體激素、濾泡刺激素的含量,也可以從血液觀察子宮疾病相關的腫瘤標記等。腹部超音波檢查可以看出子宮肌瘤、產前胎兒畸形檢查;腹腔鏡檢查可用於不孕症觀察輸卵管是否暢通、或是子宮外孕等檢查。例如常見的子宮內膜異位症,醫師可以從問診中了解患者有經痛、性交疼痛、週期性下腹疼痛等症狀,並藉由檢驗血液中 CA-125(一種腫瘤標記,可用於卵巢癌及子宮疾病的診斷)的數值輔助評估嚴重程度,但明確的診斷方式仍需依賴腹腔鏡檢查腹腔內狀況,根據病變及盆腔器官薄膜的黏連程度評估適合的治療方式。症狀輕微者可使用避孕藥或黃體素以避免月經疼痛或異常,嚴重者就需要藉由腹腔鏡手術切除子宮內膜異位症的病灶,才能得到根治的效果。

●女性生殖系統的構造與常見疾病

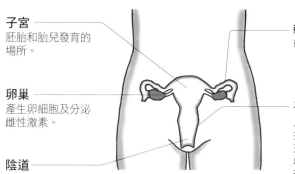

子宮
胚胎和胎兒發育的場所。

卵巢
產生卵細胞及分泌雌性激素。

陰道
精子進入和胎兒產出的通道。

輸卵管
輸送卵細胞。

子宮頸
月經來時，子宮頸會打開，讓子宮內膜剝落；分娩時，子宮的收縮會將子宮頸擴張到 10 公分以上，讓胎兒通過。

常見疾病

子宮內膜異位

起因於正常子宮內膜組織，生長在不該生長的位置而形成的，最常見的子宮內膜異位症是出現於卵巢及輸卵管。

症狀 經痛、性交疼痛、月經來之前點狀出血或經血量過多、不孕症、週期性下腹疼痛等。

醫療方式

●雖然不是致命性疾病，但如果能在輕度時期及早發現並治療，可降低復發率。

●以藥物搭配手術治療。藥物治療不能完全根治子宮內膜異位症，只是一種輔助治療，腹腔鏡手術才是主要治療的方法。

子宮肌瘤

子宮壁肌肉和纖維組織所構成的良性腫瘤，為婦產科領域中，最常見的良性腫瘤。

症狀 多數人不會有任何的症狀，或是症狀不明顯，最常見的是月經量增加，也可能會有骨盆腔的慢性疼痛。

醫療方式

●使用藥物及手術治療，藥物可控制肌瘤引起的出血或疼痛。

●藥物治療無效者需施行手術治療，對不想再懷孕者，施行全子宮切除術；對預計懷孕者，施行肌瘤切除術，通常可以保有子宮的功能。

子宮頸癌

常見的惡性腫瘤，可能的成因有感染人類乳突瘤病毒引起、以及過早或複雜性生活等造成。

症狀 早期完全沒有症狀，可能的表現有陰道出血、接觸出血，甚至腫塊等；後期則因癌細胞侵入或擴散而有不同症狀。

醫療方式

●子宮頸癌的治療，包括：手術、放射線及化學治療三大類。

●主要的治療是以手術或放射治療為主，化學治療僅為輔助或緩解性療法。

●為達到較佳的療效，會根據患者的病情，搭配不同的療法。

專精於男性泌尿道與生殖道的相關疾病，是內外兼備的專科

泌尿系統是負責人體尿液的產生、運送、儲存與排泄的重要部位，而泌尿道與生殖道的結構密不可分，尤其是男性，因此兩者的疾病常常會互相影響。臨床設立「泌尿外科」除了可以輔佐以藥物治療泌尿系統的「內科疾病」之外，也能運用手術進行相關治療。

泌尿系統與男性生殖系統密不可分

男女性的泌尿系統構造有所不同，尤其對於男性而言，泌尿與生殖系統共用開口，兩者關係密不可分；女性的泌尿道則是獨立開口於外陰部，降低了交互感染機率，但其實無論男女，泌尿道與生殖道兩者之間都是息息相關，一方的疾病常會影響另一方。泌尿外科處理涵蓋的器官包括泌尿系統中的腎臟、輸尿管、膀胱、尿道等，以及特別針對男性生殖系統的睪丸、附睪、輸精管、精囊、前列腺、陰囊與陰莖等。泌尿系統主要負責尿液的產生、運送、儲存與排泄等功能，而男性生殖系統負責產生精子及雄性激素等功能，如果生殖及泌尿系統中任何一個腺體發生病變、或是器官及組織產生異常，都會形成疾病而導致兩系統交互影響。

常見疾病與診斷方式

泌尿外科最常治療的疾病為**膀胱癌、尿路結石、前列腺癌、前列腺肥大、男性性功能障礙、泌尿系統損傷及排尿障礙**等。最基本的檢測項目為尿液檢查，可看出尿中是否有超過正常數量的白血球或紅血球。白血球過多表示泌尿系統處於發炎狀態，而紅血球過多除了可能為發炎之外，也有可能是泌尿系統中有腫瘤所造成。如需確認是哪個部位發生異常，可再藉由 X 光及超音波檢查是否有發生結石或腫瘤等現象。假如有很小的腫瘤或異物無法經上述檢查得知，就需經膀胱鏡檢查來進行最終的診斷。例如較常見的泌尿道結石疾病，醫師可以從問診中了解患者有腰痛、下腹痛、排尿痛、血尿等症狀，並藉由尿液檢驗與 X 光、超音波等影像檢查，確認發炎的嚴重程度及結石的大小與位置。如果是直徑小於一公分的結石，大多可用體外震波碎石術搭配平滑肌鬆弛劑就能順利排出，若是結石過大或是位置不易排出，才會考慮直接以腹腔鏡手術或開刀手術治療。

● 男性泌尿及生殖系統與常見疾病

輸精管
輸送精子的管道。

尿道
從膀胱連到體外，是排尿液與精液的管道。

陰莖
用來排尿和性交的器官。

陰囊
內有睪丸與副睪丸。

膀胱
儲存尿液，膀胱壁的肌肉收縮，將尿液排出。

前列腺
分泌前列腺液，是構成精液的主要成分。

副睪丸
暫時儲存睪丸製造的精子。

睪丸
製造精子與分泌男性賀爾蒙。

常見疾病

泌尿道結石
尿液出現結晶體沉積物，堵塞排尿管道，結石位置包含腎臟、輸尿管、膀胱、尿道等。影響因素相當多，包括飲食習慣、職業、性別（中年時期男性較女性多）等。

症狀 腰痛、下腹痛、排尿痛、血尿、發燒畏寒、頻尿、急尿。

醫療方式
- 體外震波碎石術用來治療腎臟及輸尿管的結石。
- 體積較大的結石採腎臟鏡與擊碎器將結石擊碎或直接夾出體外。
- 不能完整處理的結石，或尿路本身有解剖學上異常，則會採傳統開刀的手術方式將結石取出。

前列腺癌
前列腺的惡性腫瘤，其細胞的基因突變導致增殖失控，除了體積擴大或侵犯鄰近器官，也可能轉移到身體其他部位，尤其是骨頭和淋巴結。

症狀 疼痛、排尿困難、頻尿、夜間多尿、尿流細小、血尿、排尿痛、勃起功能不全、性功能障礙等。

醫療方式
- 治療包括外科手術、放射治療、化學治療、冷凍治療、荷爾蒙治療，或以上幾種療法合併運用。
- 放射治療是以集中的輻射線破壞前列腺內的癌細胞。
- 前列腺切除術常用於早期前列腺癌，或放射治療效果不佳的患者。

膀胱癌
膀胱的惡性腫瘤，內有異常細胞大量增殖。可能成因包含吸菸、染色原料(如染髮)、反覆的膀胱感染、常吃醃漬、碳烤食物等。常見於50～70歲之間，其中男性多於女性。

症狀 無痛性血尿、頻尿及解尿疼痛、嚴重出血或造成血塊堵住尿道而無法排尿。

醫療方式
- 表淺腫瘤可用膀胱鏡經由尿道刮除，或用雷射破壞腫瘤細胞，再以局部化學療法與免疫療法來殺死癌細胞。
- 如已侵入肌肉層則需開刀切除部分或全部的膀胱。
- 也可以視情況合併使用放射治療或全身性化學治療。

外科手術的終極手段──
植入正常器官取代損壞的器官

當器官因疾病或外傷無法經由一般方式治療時，器官移植是最終的治療手段，而「移植外科」的設立，便是讓該科的專業醫師能藉由外科手術讓患者植入功能正常的器官，使得患者能夠重獲新生。

為何需要器官移植

目前的外科手術治療是基於患者體內器官功能未完全喪失的情況下，進行手術修補或是植入可替代性的人工材料，讓受損的器官得以恢復其功能，但是仍然有極嚴重的病情無法單純使用外科手術就能達到治療的效果。此時，讓患者藉由更換正常功能的器官來取代損壞的器官，成為了外科的最後治療手段。所謂器官移植，是指將一個正常器官的整體或局部，用手術方式從捐贈者轉移到植入者的過程，目的是將來自捐贈者的正常器官，替代患者損壞的或功能喪失的器官。對於移植外科的醫師而言，不僅要完全了解組織的解剖結構，還必須具備高度純熟精巧的手術技巧，才能在極壓縮的時間和高壓環境下將異常的器官切除並植入正常的器官，例如迅速地將植入的器官與植入者體內血管連結，讓植入的器官能繼續發揮功能。

常見疾病與治療方式

目前常用於移植的組織及器官有角膜、皮膚、腎、心、肝、肺及骨髓等，移植來源又可區分為三種：①自體移植：指移植物取自於植入者自身，例如目前發展快速的臍帶血就是先保存自己的幹細胞，以備未來需要幹細胞治療所用。②同系移植：指遺傳背景完全相同的個體間進行，例如移植物是來自同卵雙生的雙胞胎。③同種異體移植：移植物取自於相同物種、但遺傳基因有差異的另一個體，例如父母兄弟姐妹。但是因為遺傳基因的差異，會造成植入者的免疫系統對於植入的器官產生排斥，就如同 B 型血無法輸給 A 型血型的人一般，但是器官移植的複雜度比輸血更高，讓捐贈者與植入者的人類免疫系統區分本身和異體物質的白血球組織抗原（簡稱 HLA）盡可能地接近，成為異體移植成功與否的關鍵。但是實際上個體間具有完全相同的 HLA 配型幾乎是不存在的（除了同卵雙生），因此目前在移植時，仰賴壓制人體免疫反應的免疫抑制劑是使器官移植得以成為穩定治療手段的方法。

●移植檢測流程與常見移植疾病

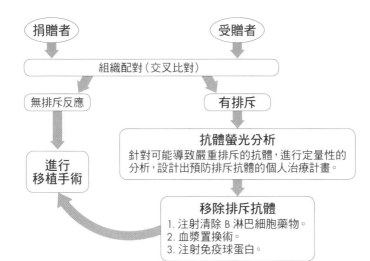

捐贈者 ➡ 組織配對（交叉比對） ⬅ 受贈者

無排斥反應

有排斥

抗體螢光分析
針對可能導致嚴重排斥的抗體，進行定量性的分析，設計出預防排斥抗體的個人治療計畫。

進行移植手術

移除排斥抗體
1. 注射清除 B 淋巴細胞藥物。
2. 血漿置換術。
3. 注射免疫球蛋白。

常見疾病

角膜移植

用正常的眼角膜替換患者現有病變的角膜，使眼睛復明或控制角膜病變的眼科治療方法。

適應症 因病變導致視力不佳、角膜水腫造成角膜變厚混濁、弧度不正常、或角膜潰瘍無法用藥物控制等。

肝臟移植

肝臟一旦出現不可逆病變且無法以傳統方式治療時，肝臟移植成唯一延續生命的治療方式。

適應症 肝硬化、先天性肝臟代謝性疾病、膽道疾病、血管性疾病、藥物引起急性肝衰竭等疾病。

骨髓移植

即造血幹細胞移植，將健康人的骨髓植入病患體內，使其發展出新的血液和免疫系統。

適應症 白血病、惡性淋巴瘤、多發性骨髓瘤、再生不良性貧血、地中海型貧血等。

醫療方式

● 手術後要按時點抗生素以防止感染、類固醇藥物以抑制發炎及排斥反應、並視需要使用降眼壓藥。
● 拆線時機視角膜癒合情況而定，通常在半年～一年之後。
● 患者須依照醫師處方按時點藥、定期回診追蹤，以防可能發生的合併症。

醫療方式

● 適應症評估包含確定屬於何種肝臟疾病、衰竭程度、是否為不可逆的病變、與移植手術的危險性。
● 術前檢查有無不適做移植手術的情況，例如發燒或疑似進行性的感染等。
● 手術後持續監測肝、腎功能及藥物濃度變化外、還有預防及控制可能造成的感染。

醫療方式

● 移植前，為了將患者的造血組織和癌變的細胞根除，會使用抗癌劑，並進行放射線照射。
● 醫療過程不進行外科手術式的操作，只將捐贈者的骨髓透過靜脈注射植入患者中，而造血幹細胞將會自行生長，並製造正常的血液。

兼備內外科專業，解決現代人視力與視覺的疾病

眼睛是靈魂之窗，是人類能夠觀看體外世界和接受外來視覺情報的重要器官，但近年來電子產品的普及，造成大眾眼睛的相關疾病層出不窮，眼睛的保健已成了現代人重要的課題，因此經由「眼科」的設立，讓患者的眼睛獲得適當的治療。

眼睛產生視力的過程

眼睛是一個可以分辨物體形象、辨識色彩及感知光線的器官，讓人類能夠觀看體外世界和接受外來視覺情報的媒介。人類的眼睛是個具有精密結構的器官，由眼瞼、角膜、虹膜、水晶體、淚膜、視網膜等構造所組成。視覺的形成是因為外來的光線經過眼角膜、瞳孔、水晶體、玻璃體等透明的構造到達視網膜後，光線被接受並轉化成信號、通過視神經傳遞到腦部。眼睛構造中任何一個部位發生異常，都可能使視力衰退、甚至喪失，造成患者生活上的不便。此外，其他疾病的發生也會影響眼睛的視力功能，例如糖尿病引起的視網膜病變造成視力下降，嚴重者甚至會失明。

常見疾病與診斷方式

眼科是研究眼球及與其相關組織的疾病，範圍包括了眼睛藥物的運用和外科手術的處理，屬於外科體系但需要兼備內外科專業的領域，最常治療的疾病為**結膜炎、近視、遠視、白內障、青光眼**等。檢查時需要再配合視力檢查、檢眼鏡檢查等，才可以觀察患者眼睛的玻璃體、視網膜眼球等的部位，並加以治療與修補。例如當檢查發現是輕微的結膜發炎時，醫師會開立抗發炎及抗生素的眼藥水，以減緩症狀與避免眼內細菌繼續滋長；如果檢查發現為遠近視所造成的視力減退，就必須搭配適合的度數鏡片以矯正視力。若是出現較嚴重的症狀，醫師從問診中了解患者有視力減退、畏光、眩光、色彩失去鮮明度，並覺得有一層毛玻璃擋在眼前等症狀，再藉由眼底鏡做眼睛結構檢查，觀察水晶體的混濁程度，診斷患者是否患有白內障。如果視力減退症狀輕微且不影響日常生活的患者，可使用延緩白內障發生的藥水。倘若白內障已經非常嚴重，採用藥物治療是沒有效果的，手術治療是唯一的方法，常見的手術方式是將混濁的水晶體摘除，並置入人工水晶體，以恢復患者視力。

●視覺的傳導與常見疾病

產生視力的過程

角膜（光線穿透角膜）→瞳孔（控制進入眼睛的光量）→虹膜（控制瞳孔的大小，例如光線強時，虹膜將瞳孔縮小，防止強光進入眼睛）→水晶體（聚焦並投射光線）→玻璃體（把光線集中在視網膜）→視網膜（由桿狀及錐狀的細胞構成，能將光線轉變成電波）→大腦（將訊息轉為我們所看到的影像）。

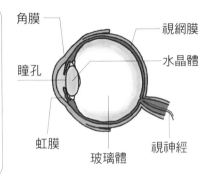

角膜　視網膜　水晶體　瞳孔　虹膜　視神經　玻璃體

常見疾病

白內障

水晶體老化是白內障最常見的原因，水晶體發生硬化、混濁造成視力障礙。其他還有先天性、外傷、發炎等因素造成。

症狀 位於水晶體邊緣者較無症狀；位於中央者症狀較為嚴重。有視力模糊、畏光、眩光、色彩失去鮮明度、和近視增加等症狀。

青光眼

以光線照射可見瞳孔有青色的反光而得名，屬視神經萎縮或凹陷，病理性的眼壓升高是重要的危險因素之一。

症狀 慢性患者往往沒有症狀，等發覺視力降低時，多半已是末期。急性患者會有頭痛，嘔吐，視力模糊，看燈光有虹暈等。

斜視

當眼球肌或支配眼肌的神經發生異常、中樞神經系統支配不當、眼內病變（如外傷或腫瘤等），導致視力下降，而發生斜視的情形。

症狀 單一或兩眼視軸不正，有偏內、偏外或上下不正、複視的情形，甚至導致視力發育不良而造成弱視。

醫療方式

●目前尚無有效藥物可恢復水晶體原有的透明度。

●手術方式包括白內障囊外摘除術或超音波乳化術，合併人工水晶體植入術。

●視病情採用適合的開刀方法。少數病例，如水晶體脫位等，可能需進行白內障囊內摘除術。

醫療方式

●治療大致分為藥物、雷射、及手術。

●以藥物或雷射來降低眼壓阻止或減慢病情繼續惡化。但對於已損害死亡的視神經纖維無法再生。

●無法以藥水或雷射有效控制眼壓患者，可採小樑切除術，以達到降低眼壓的效果。

醫療方式

●斜視手術是將眼球外的肌肉（每一眼有六條眼外肌）放鬆或拉緊，以調整眼球的位置，由斜位調正。

●手術在眼科各種手術中相對安全，因為手術只需在眼球外調整肌肉，並不進到眼球內。

以藥物和手術治療耳鼻喉問題外，頭頸部外科手術也在此進行

耳、鼻與喉同屬上呼吸道，由於病變會相互影響，所以常集中在一起研究，因此臨床醫學設立「耳鼻喉科」，針對這三個部位進行一個系統的診斷與治療。雖屬於外科體系，但同時需兼具內科藥物及外科手術的專長來治療相關疾病。

耳鼻喉的構造與聲音的傳導

耳、鼻、喉是頭顱內三個相連的器官，耳是接收聲波及維持身體平衡與識別位置的器官；鼻是呼吸系統的一部分，也是感應嗅覺的器官；而喉是呼吸道的一部分，也是發音器官。耳朵的構造可大致分為外耳、中耳與內耳，外耳是指外耳殼及外耳道到耳膜的部分；中耳是指耳膜內的空腔；而內耳是指位於頭顱骨內的聽覺與平衡神經的部分。聽力的產生是由外耳（接收聲音）→中耳→內耳（傳到聽神經）→大腦接收訊息，產生聲音。人體維持平衡主要依靠內耳的前庭部、視覺、肌肉等三個系統的相互協調來完成的。其中內耳的前庭系統最重要，內耳中的前庭系統主要功能是告訴大腦目前所在的位置，如同眼睛般的感受器。鼻子的構造包含鼻孔、被鼻中隔隔開的兩鼻腔，鼻腔內後部是鼻竇，位於鼻兩側的顱骨下是感應嗅覺的神經，鼻腔後則連接咽喉，喉頭是氣管和食道分開的位置。

常見疾病與診斷方式

耳鼻喉科專門研究耳、鼻、喉病變的診斷及治療，最常治療的疾病為**鼻炎、鼻竇炎、腮腺炎、咽喉炎、中耳炎、口腔癌、鼻咽癌**等。診斷時，常會使用耳鼻喉內視鏡、X 光檢查等影像檢查，來輔助觀察及推測患者耳、鼻、喉出現異常的病原部位。例如醫師從了解患者產生耳朵疼痛、耳朵有壓力和閉塞的感覺等症狀後，再藉由耳鏡放入外耳道檢查，觀察耳膜是否紅腫評估是否患有中耳炎。近年來考量頭頸部位疾病間會相互影響的關聯性，把除了顱骨、腦部及牙齒以外的頭頸部外科領域也都歸入這個專科。以鼻咽癌為例，常出現鼻涕中帶血、聽力下降、頭痛、頸部淋巴結腫大等頭頸不同部位的症狀，初步診斷主要靠反射鏡檢查與鼻咽部組織切片，如果原發部位仍很小，需再以內視鏡做更直接的檢查，最後確診可使用核磁共振判斷腫瘤的大小、位置、範圍，進一步以放射線治療。

● 耳鼻喉的構造與常見疾病

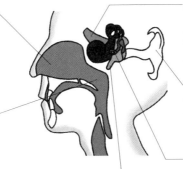

鼻腔
有兩腔室，被鼻中隔隔開，內有鼻毛，用來過濾灰塵雜質，主要有呼吸、嗅覺和共鳴等功能。

咽部
骨骼肌所組成，主要是當做空氣與食物的通道及發聲的共鳴腔。自上而下分為鼻咽部、口咽部和喉咽部。

耳咽管
主要功能在調節中耳腔壓力，使之與外界大氣壓力平衡，也可引流中耳腔的分泌物至鼻咽。

內耳
內有前庭系統可維持身體平衡，也可將聲音轉換成電能，連接聽神經傳至大腦，產生聽覺。

外耳
收集聲波，與耳殼結合，其共振頻率為 2.5～3 千赫茲，把聲波傳到耳膜，有擴大效果。

中耳
維持耳膜兩邊氣壓平衡，主要是將來自外耳的聲波放大，並輸入到內耳。

常見疾病

慢性中耳炎
主要的致病因子為細菌感染，可能由反覆長期的感染狀況造成。

症狀 有耳漏，聽力衰退，暈眩，耳鳴等現象，若不斷延遲就醫甚至可能造成顳骨乳突炎，顏面神經麻痹和腦膜炎等。

醫療方式
- 主要治療有抗生素治療、中耳滲液抽吸治療、手術治療。
- 若耳膜持續腫脹或對藥物反應不佳時可採單純鼓膜切開術。
- 當中耳炎不斷復發、積液時間長，又有傳導性聽力損失、中耳負壓增加、發現有耳珍珠瘤時，可採鼓膜切開術合併中耳通氣管放置術。

口腔癌
口腔的惡性腫瘤，多屬鱗狀細胞癌，以嚼食檳榔為主因。其他如菸、酒等都是可能原因。

症狀 口腔內黏膜表面顏色變白或紅色斑塊、腫塊、黏膜潰瘍、不明原因出血，頸部硬塊、舌頭活動性受限或麻木感等。

醫療方式
- 放射線或手術治療。
- 若為小腫瘤，切除後不造成功能上的問題。較大的腫瘤則必須切除一部分的上顎、舌頭或下巴，會改變患者的咀嚼、吞嚥、說話的能力及外觀。
- 可藉由重建手術來改善生活的不便，或做復健運動來幫忙受損器官的功能恢復。

鼻咽癌
為鼻咽腔或上咽喉部的惡性腫瘤，推斷遺傳、環境與飲食、潛伏在鼻咽的 EB 病毒皆是危險因子。

症狀 早期不明顯，頸部常有不明原因的腫塊，還有如鼻水或痰帶血絲、反覆性流鼻血、耳鳴、耳內有水流聲或聽力減弱等。

醫療方式
- 放射線治療為早期治療最有效的方式。
- 化學治療則多用於已發生遠端轉移的晚期病患。
- 在放射線治療的同時進行化學治療可以增加治療成功率。
- 經照射後仍未消除的頸部淋巴腺需透過外科手術摘除，屬輔助性療法。

牙齒是口腔健康的第一道防線，多以手術為主要治療方式

口腔是消化道的起始點，用於咀嚼食物及初步分解食物。此外，牙齒也是發音的重要器官，說話與發音皆須依賴牙齒、舌頭和口腔的合作，才能順利轉換成語言，因此牙齒的健康與生活的品質息息相關。「牙科」正是因此而生的專門學科。

口腔的構造

口腔是消化道與外界相通的部位，具有進食、磨碎和切斷食物的功能，以及發音重要器官，由於是對外開口器官所以不是無菌的狀態，因此口腔內微生物的穩定對口腔內的衛生非常重要，假如失去平衡便容易導致疾病。口腔的基本構造包括了牙齒、牙齦、舌頭、唾液腺與口腔黏膜等。口腔內部的溫度恆定、濕度高，並且有許多狹窄的地方，是很適合微生物生長的環境，例如齲齒（俗稱蛀牙），即是牙齒受到微生物生長代謝產生的酸性物質所侵蝕造成。另外，口腔的疾病也可能造成身體其他部位的功能失調，例如口腔鏈球菌不但會引起蛀牙，還會侵入血液中造成心臟瓣膜發炎。

常見疾病與診斷方式

牙科是專門研究及了解在口腔顎面範圍中的疾病、外傷的相關症狀與病因，並加以預防、診斷與治療，常運用手術的治療方式，所以歸屬於外科體系。最常治療的疾病為齲齒、牙周病、牙髓炎和口腔黏膜的炎症等。牙科對相關疾病的檢查方式，首先經由問診再配合口鏡檢查、探針檢查、X 光檢查等影像檢查，來推測與診斷患者口腔出現異常的部位。例如醫師從了解患者產生口臭、牙齦容易流血、牙齦紅腫或牙齦萎縮等症狀，接著藉由口鏡放入口腔中檢查，觀察牙齦的實際情況，以及使用牙周探針偵測原本緊密接合的牙齦和牙齒間是否出現縫隙，形成牙周囊袋，由牙周囊袋的深度就能評估牙周病的嚴重程度。輕中度的牙周病治療方法通常包括深層的牙根整平以及牙結石刮除術；重度的牙周病是指牙齦以及齒槽骨已經出現嚴重的萎縮情形，除了前述的治療方式之外還須配合手術治療。但是如果牙齒的支持組織因為牙周病受到嚴重破壞，就必須拔除牙齒以確保其他牙齒的健康，而拔除的牙齒部位會有骨頭喪失情形，要再進行齒槽骨修補手術來重建骨頭高度，才能進行植牙來填補牙齒被拔除的部位。

●口腔構造與常見疾病

象牙質
內有細胞突，對外界來的刺激會有疼痛反應。

齒冠
顯露外、眼睛可見的部分，用來咀嚼食物。

齒根部
牙齒深植於齒槽骨的部分，共同維繫牙齒的穩固。

齒槽骨
穩固牙齒的骨骼，牙齒的地基。

琺瑯質
由鈣質和磷所形成，為人體中最堅硬的組織，可咬碎食物外，也保護下層的象牙質。

牙髓
與身體中樞神經相連，主要功能是傳遞感覺。

牙齦
口腔黏膜組織，可承受咬合時的壓力及外來的刺激。

牙周韌帶
是富彈性的結締組織纖維，位於牙根與齒槽骨之間，有穩固牙齒作用。

常見疾病

齲齒

牙齒遭受破壞，是牙科最常見的疾病。口腔內細菌分解牙齒表面和牙縫等處的食物殘渣，形成酸性而侵蝕牙齒。

症狀 早期琺瑯質會有脫鈣現象，形成白或黑色小點，但尚無不適感覺。中期因侵蝕到象牙質，對冷、熱輕微過敏；晚期因侵蝕至牙髓時，有明顯疼痛，甚至發冷、發熱。

牙周病

人進食後若未能有效清潔，牙齒周圍組織便會受到細菌牙菌斑感染，聚附在牙齒上形成牙結石，持續侵蝕破壞牙齦、齒槽骨和牙周韌帶等牙周組織。

症狀 出現牙齦紅腫、口臭、流血、牙齒移位或搖動情形，甚至牙齒脫落、降低咀嚼功能，影響整個身體的健康。

牙髓炎

多數是由齲齒發展到象牙質深層，細菌通過象牙質的小管或由穿通的齲洞進入髓腔所引起。

症狀 劇烈的牙痛，尤其是夜間。開始時疼痛時間短，但隨著病程的進展，最後演變為持續性牙痛。

醫療方式

●若不嚴重，牙醫會把齲齒的部分去除，再用補牙材料把齲齒的地方修補。

●如果部分較大，就要使用牙冠修補，情況嚴重時，要把齲齒拔掉，換上假牙。

醫療方式

●先清除牙結石與牙根表面的整平，再針對仍有深牙周囊袋及牙周組織發炎的牙齒，進行手術性治療，如牙周翻瓣手術、牙周再生手術等。

●然後，對缺牙區進行咬合重建，依個人口腔狀況，遵照醫師建議定期回診保養。

醫療方式

●若是局部的，選擇以保留牙髓為主的治療方法，如直接蓋髓術、間接蓋髓術和牙髓切斷術等。

●若牙髓病變是全部的或不可逆的，則以去除牙髓、保存患牙為目的的治療方法，如根管治療、牙髓塑化治療等。

除了藥物和手術，物理方式也是骨骼疾病常見的治療手法

骨組織是一種結締組織，用來支撐及保持體形、保護器官與協助肌肉產生運動作用。人體之所以能活動自如，骨骼扮演著重要角色，因此當骨骼發生問題時，就得尋求「骨科」的診療專科，讓骨骼相關疾病能夠得到適當治療。

骨骼系統由206塊骨頭及超過200個關節所組成

骨骼的最主要功能是支撐及保持體形、保護體內軟組織及器官，並協助肌肉產生運動作用。人體的骨骼系統是由兩百零六塊骨頭及超過兩百個關節所組成，約占成人體重的15％。按其所在位置可分為**中軸骨骼**（頭顱骨、肋骨、胸骨、脊椎骨等），以及**附肢骨骼**（上肢骨、下肢骨與帶狀骨等）。骨的結構是由骨組織、疏鬆結締組織、神經組織等構成，骨組織為其中的主要部分。和身體其他的器官一樣，骨骼細胞也在不斷地新生和死亡。骨骼除了能保護、支持人體及運動功能外，還能儲存身體重要的礦物質，如鈣和磷，而骨髓中的造血母細胞更負責分化出血球的重要功能。骨骼方面的疾病除了本身的病變，也常因外力造成骨頭受損，雖然骨頭本身沒有神經，但骨頭外部有著密集的神經和血管，因此骨折時會有嚴重的疼痛感，還會併發內出血、腫脹、和周圍神經、動靜脈的壓迫及損傷。

常見疾病與診斷方式

骨科專門研究骨骼與肌肉系統的解剖構造、生理功能與病理因素，運用藥物、手術及物理的方法，治療骨骼的相關疾病。因為常使用手術方式治療，歸屬於外科體系，常見疾病為**軟骨病、骨質疏鬆症、骨折及外傷、退化性關節炎、脊椎創傷**等。因各家醫院的骨科專長各有不同，因此骨科還可再細分出次專科，如脊椎外科、手外科、關節重建科、骨腫瘤科等。骨科的檢查方式經常配合骨質密度檢查、X光檢查、電腦斷層掃描檢查等實驗室與影像檢查。例如醫師從問診了解患者某骨骼部位產生嚴重的疼痛，並有內出血、腫脹等症狀，再藉由X光檢查，觀察該部位骨骼是否碎裂或是變形的情況，就能評估患者骨折的嚴重程度，若是輕微骨折只需對骨折部實施整復牽引，從體外固定骨折部位，但假如是嚴重的骨折就需以手術的方式將金屬骨釘釘合在骨折部位以進行治療。

●骨骼基本構造與常見疾病

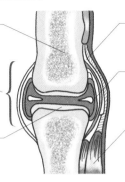

骨頭
具有支撐身體的作用，主成分是礦物質化的骨骼組織。

關節
連接兩塊或兩塊以上的骨頭，使其能活動。

軟骨
比硬骨更具彈性，提供了固定又有彈性的支持。

肌腱
將肌肉連接到骨骼，來承受張力。

韌帶
連接骨與骨，為纖維組織，用以加強關節的穩固性。

肌肉（骨骼肌）
可隨意志伸縮，形成運動的動作。

常見疾病

骨折

身體骨頭因為直接或間接的外力造成碎裂或變形。此外，隨著年紀增長、骨質疏鬆，較易發生骨折。

症狀 骨頭本身沒有神經，但骨頭外部的骨膜則有密集的神經，因此骨折時會有嚴重的疼痛。可併發出血、腫脹、和周圍大神經、動靜脈的壓迫及損傷。

骨質疏鬆症

鈣質往血液移動流失，造成骨質量減少，骨骼內孔隙增大，呈現中空疏鬆，使骨質變得脆弱。危險因子包括性別（女性較多）、種族（白人和亞洲人較多）、骨頭結構較細、體重（BMI）過低、抽菸、酗酒、活動量不足、具有家族病史。

症狀 沒有明顯症狀，多數是發生骨折後才發現。

退化性膝關節炎

膝關節因老化造成關節面的軟骨磨損、膝關節囊的潤滑液變少，而形成的關節炎。與過度工作、肥胖、個人體質、年老或關節受傷有關，通常女性較多而且也較嚴重。

症狀 早期膝關節酸痛、上下樓梯會疼痛，之後有關節腫脹、積水、運動障礙，嚴重時關節變形，整個膝關節痛，行動更形困難。

醫療方式

●簡單骨折只需對骨折部實施整復牽引，再利用護身或石膏固定。

●複雜性骨折必須消毒、清理傷口，投予抗生素。必要時還要進行開刀，待感染穩定控制後再實施固定。

●固定方法可採手術的方式將金屬骨釘釘合在骨折部位。

醫療方式

●最重要的治療是預防，提高骨質密度以預防骨質疏鬆造成骨折。

●預防鈣質流失要藉由適當的營養、補充足夠鈣質、適度運動以及避免增加骨質流失的因子，如不抽菸或少喝咖啡等。

醫療方式

●視關節炎病變輕重程度而異，早期病患採取保守治療，給予藥物消炎止痛、物理治療（熱療、經皮電刺激等）、復健、或關節內注射類固醇。

●嚴重病患若關節面磨損殆盡，關節變形行走困難，可採手術治療，進行全膝關節置換手術。

純熟手術技巧外，還需具備良好的美感，才能重建健美形態

身體的外形除了體態的美觀之外，也是身體功能能夠正常運作的要素，如果身體出現缺陷，就需要依賴手術來進行修補，此時就需要求助「整形外科」的診療專科，讓患者得以重建生理功能並回復良好的形態。

不只修復身體功能的缺陷，也追求主觀的外在美感

身體的外形是身體功能能夠正常運作的要素，但是如果身體因為先天性或後天性造成組織或器官永久的缺陷、傷殘或畸形的話，就必須倚靠人工外力方式以手術進行改善或恢復其功能和外形。整形依不同目的可分為二類：①**整形修復**：是指透過外科手術進行補救或矯正，將身體的缺損與畸形部位，重建其生理功能並回復良好的形態。②**整形美容**：並非基於醫療目的，而是將自己不滿意的部位，通過手術的方式達到期望的形態，例如現今熱門的醫美專科就是以此為目標而設立的。整形外科是以手術方式進行身體各種組織的移植或植入，因此了解自體組織或組織替代材料來修復組織缺損或畸形是首要之務，例如乳癌切除後的重建是利用自體脂肪及皮膚組織來進行重建，達到恢復其原本型態。醫師除了需要有醫學知識外、純熟的手術技巧、還須有良好的美感，使接受整形的患者能夠獲得健美的形態。

常見疾病與診斷方式

整形外科主要研究對於皮膚、肌肉及骨骼等創傷或疾病，先天性或後天性造成組織或器官的缺陷與畸形，以手術的方式來達到功能修復與外觀再造的治療目的，常用於治療**唇裂、顎裂、尿道下裂、多指症、燒傷修復**等。治療方法以各種組織移植為主，其治療範圍很廣，只要是涉及表淺組織的修整、功能與形態的改善、以及利用組織移植的方法修復與再造器官等，都與整形外科有關。手術是整形外科的重心，其手術的重點在於必須嚴格執行無菌操作，因為整形外科手術操作較為複雜且時間較長，受到感染的機率會增加，而任何感染都會直接影響到手術效果。此外，因為任何外科手術對於組織都會造成一定的損傷與破壞，整形外科醫師必須具備無創技術，將手術所造成的損傷率降低到最低程度，例如手術切口瘢痕必須以細小、隱蔽且不影響功能為目標。

● 整形外科常見疾病

唇顎裂

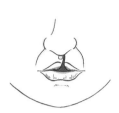

一種先天性缺陷，大致可分為唇裂（俗稱兔唇、兔瓣嘴）、顎裂和唇顎裂。危險因子包含環境與遺傳因素。環境因素如病毒感染；服用如抗癲癇、抗癌、類固醇藥物等；X光幅射線照射；營養不均衡等。

> **醫療方式**
> - 施行整形重建手術，分階段修補唇顎裂及其相關畸型。
> - 手術包括唇裂修補、調整塌陷的鼻部軟骨、顎裂修補。
> - 若唇顎裂影響到齒槽骨，患者需在九～十一歲之間接受牙床的骨移植手術。

燒燙傷植皮

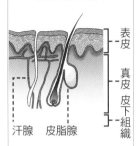

表皮

真皮

皮下組織

汗腺　皮脂腺

因接觸高溫物體引起皮膚組織的損傷，依皮膚燒燙傷的深淺分為三度，第三度燒燙傷是表皮及全部真皮均受傷害，因此沒有下表皮的基底細胞來形成新表皮，此時則須藉由皮膚移植術來修補。

> **醫療方式**
> - 施行皮膚重建是以特殊手術刀削下一片皮，通常取自大腿皮膚，稱為裂層皮膚移植片。
> - 削皮後的傷口，仍有部分真皮和毛囊存在，因此削皮後的傷口與覆蓋於患部的移植皮膚都可由基底細胞繁殖、成長並形成新表皮而痊癒。

疤痕整形

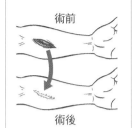

術前

術後

肌膚遭受外力破壞（外傷及手術等），傷口深度達到真皮層或皮下組織時，會有明顯的疤痕遺留。其他影響疤痕生成因子有外傷機制、縫合技巧、傷口照顧、個人體質等。

> **醫療方式**
> - 因美觀因素（邊緣不整或深淺顏色不同）、與功能因素（如位於關節處、顏面疤痕使眼耳口功能受限，通常這種疤痕是由於嚴重外傷或二～三度燒燙傷造成的），醫師會施行疤痕整形手術。另外，根據疤痕的性質或位置，也可進行疤痕切除或磨皮術。

組織及器官的再造：3D列印技術

當某些病患因為病情嚴重造成組織損傷、或是更嚴重的器官病變壞死，通常治療的方法是透過外科手術進行組織移植、或是器官移植，讓病患能重新獲得正常功能的組織及器官。關於移植所需的組織或器官來源，可以是自體的組織，像是皮膚及脂肪等、或是由捐贈者提供的組織或器官、部分可以使用人造醫學材料取代，例如人工心臟瓣膜。

現今醫學領域遇到的難題，是因為人口老化造成器官衰竭的機率增加，但是除了器官捐贈來源不足外，就算器官移植成功後，病患還得一輩子服用抗排斥藥物，以控制器官的排斥反應。而人造醫學材料的選擇必須是真正可以植入病患體內的專門材料，並且無害地在體內長期使用。然而由於目前的醫療移植方式，並無法解決根本上的問題。有鑑於此，世界各地眾多的學者已開始發展組織及器官來源的新技術，目標都是希望能在體外以人工的方式完全再造出病患專屬的組織或器官，目前已知有突破性成果的當屬「組織及器官3D列印技術」。

組織及器官3D列印技術之所以會被稱做列印技術，原因在於其原理如同普通印表機利用油墨在紙上印出我們想要的圖案一樣，但是組織及器官的3D列印技術的墨水是由病患幹細胞製造出的生物墨水，含有特定組織細胞的特製溶液。在列印前先用電腦軟體將病患的器官分解成無數個橫截面，再將組織細胞的特製溶液噴射到生物可分解的材料上，以水膠或特定的生物性黏著劑使細胞能附著在特定位置，再將數千張平面材料一張張地堆疊起來，待材料分解後細胞則會留下來形成立體結構的組織和器官。

這項技術的優點在於取自病患自己的幹細胞，不會產生免疫排斥問題，且可依病患狀況來客製化，設計並複製出符合實際所需的器官大小及尺寸。目前這項技術已能製作出皮膚、肌肉、短血管等簡單的人體組織，科學家預估在二十至三十年內，可能可以成功列印出困難度更高的肝臟、心臟或腎臟等器官。

第6章

檢驗醫學
——數據會說話

要診斷疾病,醫生不能只靠問診、視診及觸診等理學檢查來推測,還需要進一步地以證據來驗證其推論。檢驗醫學即是提供醫師在診斷疾病時的科學實驗數據,可用來確認從臨床症狀所推論的診斷結果是否一致,並進一步評估用藥,也能應用於疾病的預防篩檢。

佐證臨床推論的數據來源，也能提早預防疾病發生的機率

檢驗醫學主要是以科學實驗取得檢驗數據，做為評估人體健康狀態的依據。利用這些數據可以診斷疾病的情形、輔助醫師的臨床判斷與用藥，此外也可運用於健康檢查的疾病篩檢。

檢驗數據可協助醫生驗證所下的診斷是否正確

醫療系統中除了直接面對病人的醫師與護理人員之外，醫檢人員可以稱得上是醫師的後勤助手。醫師雖然可經由病患身上的症狀及病患的主訴來進行初步診斷，但仍然需要醫檢人員透過科學實驗結果來驗證醫師的判斷是否正確。**檢驗醫學**利用實驗室的各項工具，協助臨床醫學中疾病的診斷、評估及追蹤等，以及預防醫學中對健康狀態及生理功能的評估。例如醫師除了經由病患症狀推測有糖尿病的可能性，醫師也會安排病人抽血檢查空腹血糖、及口服葡萄糖後二小時血糖值的變化，來判斷是否確實為糖尿病。隨著科學技術的發展，生物化學、免疫學、遺傳學、分子生物學、分析化學、儀器分析等各種學科和技術與醫院檢驗部門廣泛地結合，讓檢驗醫學可涵蓋的層面愈來愈多，除了協助醫師確診，對於預防醫學中的健康檢查評估也有極大的幫助，像是癌症的篩檢或是新生兒遺傳性疾病篩檢等，能提早預測疾病發生的可能性。

檢驗醫學的範圍

檢驗醫學所涵蓋的範圍極大，如常見的血液檢查、血清學檢查、各種體液的顯微鏡檢查、生化檢查、免疫學檢查、微生物學檢查（含致病的病毒、衣原體、立克次體、細菌、寄生蟲等）、細胞學檢查、各種組織及器官的病理學檢查，甚至包括各種生理功能的檢查（如腦波檢查、各種神經功能檢查、肌電圖、心電圖、聽力檢查等等），以及分子生物學的技術應用於罕見疾病與新生兒遺傳性疾病篩檢等。現今檢驗醫學的內容與應用發展極為迅速、且包羅萬象，除了不斷提升原有檢查項目的品質之外，也在儀器檢測靈敏度（最低可偵測量）、實驗操作方式以及縮減檢查時間方面加以改良，此外，新的檢查項目也陸續地被開發出來。隨著基礎醫學研究的蓬勃發展，新的科學技術和儀器也發現了新的疾病生物指標，甚至部分新的疾病生物指標幾乎可取代傳統的檢查項目。

●臨床醫學中常見的檢驗項目

血液學 ➔ **血液檢查**
運用血液學的知識,檢查血型、血色素、血球形態、各種血球的數量等。
例如
紅血球數、血比容、血小板數檢查等。

免疫學 ➔ **血清生化檢查**
運用免疫學及生物化學的知識,分析血清中的各種化學成分或蛋白質成分的濃度等。
生物化學 ➔
例如
膽固醇、三酸甘油酯、B型肝炎表面抗原檢查等。

微生物學 ➔ **微生物檢查**
運用微生物學的知識,利用各種微生物不同的生化特性,鑑別出感染患者的微生物種類及抗藥性程度,以提供醫師用藥的依據,例如選擇抗生素的種類及使用劑量。
例如
微生物菌種鑑定、微生物抗藥性鑑定等。

生理學 ➔ **生理功能檢查**
運用生理學的知識,進行腦波檢查、各種神經功能檢查、肌電圖、心電圖、聽力、視力檢查等。
例如
聽診檢查心音與呼吸聲、超音波檢查腹腔構造等。

病理學 ➔ **組織細胞檢查**
運用病理學的知識,進行各種細胞及組織的顯微鏡檢查,以判別病患檢體是否有發炎、壞死或癌化等現象。
例如
組織切片染色、及細胞染色的顯微鏡檢查等。

分子生物學 ➔ **其他疾病檢查**
運用新的分子生物學與遺傳學知識,篩檢出罕見疾病與新生兒遺傳性疾病,具有預防性的評估功能。
遺傳學 ➔
例如
遺傳性貧血篩檢、唐氏症篩檢等。

血液檢查用來分析血球的數量與功能，診斷疾病是否發生

血液是體內各部位能夠不斷循環的重要組織，主要由血漿和血球組成。血液中的各種組成成分與功能都與身體的健康程度息息相關，藉由血液檢查所得的各種實驗數據可以診斷出是否罹患疾病。

血液、血漿與血清的差別

血液是在循環系統、心臟和血管腔內循環流動的一種組織，由血漿和血球組成，抽出的人體血液如果置入含有抗凝血劑的試管中，以離心機分離，血球沉降後會分成兩層，上層黃色透明的部分即**血漿**，下層暗紅色的部分為**血球**。自然的情況下，離開人體的血液會逐漸凝固，血液凝固後若以離心機分離的話，分離出的上層液體稱為**血清**。也就是說，如果將血液中的血球移除，就只剩血漿；如果再將血漿中有凝固功能的蛋白質成分移除，就成為血清。由於這些差異，檢查血液時採用全血、血漿與血清的目的也不同，全血多用於血球數量、血球形態的檢查，血漿多用於凝血功能方面的測定，血清則多用於生化成分、蛋白質與抗體相關的檢測。

血液檢查的診斷分為全血檢查與凝血功能檢查

血液檢查多用在檢查各種血球數量、形態、比率是否正常，可從檢驗結果判讀出許多生理狀態，是很普遍的常規醫學檢查。檢查項目分為兩類：①**全血檢查**，包含：血型、血紅素、血比容、紅血球計數、白血球計數、血小板計數與血球形態顯微鏡檢查等；②**凝血功能檢查**，主要為出血時間及凝血酶原時間。每項檢查都與身體的健康狀態相關，譬如血紅素是指單位體積內的血紅素量，血比容是指紅血球在血液中所占的比率，以及計算紅血球數量的紅血球計數，如果這三項數值過低即為貧血的症狀。白血球的功能為負責對抗入侵的外來病原菌，如果白血球數目減少時，就容易被病原菌感染而生病；如果突然增多表示身體某處有發炎狀態。而血小板的數量減少時，就容易引起出血傾向。例如凝血功能檢查，測試皮膚毛細血管被刺破以後到自行止血所需的時間，若凝血時間超過正常平均值，可診斷出身體可能有壞血病、毛細血管病變等疾病。不過實際上，各種疾病的診斷並不會只依單一數據而判定，除了血液常規檢查外，通常還會配合幾項相似的功能性檢查來判別，才能更準確。

●血液檢查項目與疾病的相關性

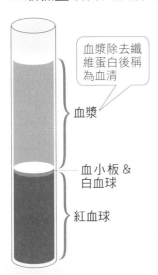

血漿除去纖維蛋白後稱為血清

血漿

血小板 & 白血球

紅血球

血型
輸血時最重要的檢查，血型主要有 A、B、O 和 AB 四型。

血小板

檢查血小板的數量

- 正常值為 15 萬～ 45 萬 /ul。
- 血小板在 10 萬 /ul 以下時，就容易引起出血傾向的疾病和症狀，例如紫斑症。
- 如果增加到 70 萬 /ul 以上時可能是因慢性白血病或多血症造成，也會有易出血現象。

血漿

檢查凝血酶原凝固的時間

- 檢查血漿中各種凝血相關的成分或酵素，正常值約為 11 ～ 15 秒。
- 若時間延長，可能是肝臟出現病變，例如肝炎。
- 若過短，可能是先天性凝血因子增多，例如血栓性疾病。

白血球

檢查白血球的數量

- 白血球是負責處置入侵的外來病原菌，正常值為 4,000 ～ 10,000/ul。
- 白血球減少時，就容易被病原菌感染而生病，例如敗血症。
- 如果過多表示身體可能處於發炎狀態或是有骨髓異常增生的情形，例如白血病。

顯微鏡檢查白血球形態

- 觀察白血球形態、大小、細胞核與細胞質形態是否正常。
- 若未成熟形態的異常白血球快速增加可能是罹患急性白血病（血癌）。
- 白血球細胞質若出現毒性顆粒則可能是嚴重的敗血症和發炎性疾病。

紅血球

檢查血紅素

- 血紅素是指單位體積內的血紅素量，正常值為男性 13 ～ 18g/dl；女性 12 ～ 16g/dl。
- 如果低於正常值，可能有缺鐵性或地中海型貧血。
- 如果高於正常值，則可能是嚴重燒傷或嚴重脫水所造成。

檢查血球容積比

- 為紅血球在血液中所占的比率，正常值為男性 36 ～ 50%；女性 34 ～ 47%。
- 血球容積比少於正常範圍，表示可能有貧血症狀。
- 血球容積比多於正常範圍，表示可能有紅血球增生症。

檢查紅血球的數量

- 計算紅血球的數量，正常值為男性 380 萬～ 600 萬個 /mm³；女性 380 萬～ 550 萬個 /mm³。
- 若少於正常值時，會造成貧血。
- 若多於正常值時，可能為紅血球增生症。

檢查紅血球沉降速率

- 血液凝固前紅血球下沉的速率，可做為組織發炎或受損的指標，正常值為男性 0 ～ 15mm/hr；女性 0 ～ 20mm/hr。
- 若高於正常值，表示有發炎產生，例如心肌炎。
- 若低於正常值，表示紅血球異常，例如多血症。

顯微鏡檢查紅血球形態

- 當紅血球的形狀、大小改變時，表示可能有紅血球病變或貧血。
- 例如紅血蛋白異常造成的鐮刀型紅血球疾病，為貧血疾病的一種。而紅血球形狀大小不均，在中度到重度貧血中常發現。

從血清中的各種蛋白質含量變化可知道致病風險與受感染情況

血清中的各種蛋白質，可能由體內產生、但也可能是入侵的病原菌產生的，醫學上會先從臨床研究歸納出某種特定的蛋白質與哪類病有關，再經由檢測蛋白質的濃度來反推疾病發生的可能性與嚴重程度。

觀察體內蛋白質濃度的改變，判斷相關疾病發生的可能性

人體血液中的血清，包含著各種不同的蛋白質，可能是由組織或器官分泌的蛋白質、腫瘤疾病產生的蛋白質、腺體分泌的荷爾蒙、細菌或病毒產生的抗原，或是免疫系統產生辨認抗原的抗體。血清檢查的檢驗項目絕大多數都是在分析血清中的各類蛋白質，因為這些蛋白質的濃度高低可以評估各種疾病的情況，例如 C- 反應蛋白（CRP）是一種由肝臟產生的特殊蛋白，當身體發生急性發炎、細菌感染、組織破壞、惡性腫瘍時，CRP 很快就會出現，可觀察急性炎症反應過程中組織被破壞的程度，也可應用在預測心臟病和腦中風。此外，血清中也能反應出身體是否有被病原菌感染，像是台灣很常見的疾病「B 型肝炎」，如果血清中含有病毒產生的 B 型肝炎表面抗原（HBsAg），表示病毒仍然潛伏在身體當中；如果檢驗無 HBsAg 而可以測得 B 型肝炎表面抗體（Anti-HBs），則表示身體已對 B 型肝炎病毒具備抵抗能力。

生物標記是疾病的預防指標

在健康檢查報告中，常見到一些英文縮寫，像是 CEA、AFP、PSA、CA-125 等名稱，讓人摸不著頭緒，實際上這些名稱都是醫學研究領域的學者，從患者的臨床檢體中進行實驗分析與統計後，發現血清中的某特定蛋白質與某種疾病具有高度的正相關性，才進一步將此特別的蛋白質定義出名稱。例如 CEA 主要是癌症的指標、AFP 主要是肝癌指標等。因為現今檢測技術靈敏度的提升，許多生物標記被視為客觀的臨床測量或評估參數，用來預測或監控正常生理或疾病發生的可能性，甚至是治療效果。目前醫學中難治的疾病大多數是各類癌症，所以世界各地的醫學研究單位，開發許多不同癌症的生物標記檢測方式。但目前生物標記對於疾病專一性仍然不夠高，還無法成為決定性的診斷依據，只能提供醫師參考，而開發更專一性、決定性的生物標記則是持續發展的方向。

●血清檢查指標與疾病的相關性

檢查類別	項目	相關疾病
發炎相關檢測	CRP（C-反應蛋白）	●是一種由肝臟產生的特殊蛋白，為急性發炎反應過程中組織破壞的指標，正常值為 0～0.05 mg/dl。 ●若數值過高，可能是急性發炎、細菌感染、組織破壞、惡性腫瘤等。
癌症相關檢測	CEA（腫瘤胚胎抗原指數）	●廣泛應用於癌症的檢查，如大腸癌、胃癌、乳癌、胰臟癌、肺癌等，正常值為 0～5.0 ng/ml。 ●若數值過高，與大腸癌、子宮頸腺癌等腺癌發生特別相關，其他惡性腫瘤也會有 CEA 指數升高的情形。
	AFP（胎兒球蛋白）	●許多情況或疾病會使 AFP 值升高，例如畸形瘤、急性肝炎、原發性肝癌、生殖細胞瘤等，臨床上可做為肝癌評估或輔助性工具，正常值為 0～15 ng/ml。 ●若數值過高，表示罹患相關癌症，如肝癌和非精細胞、卵巢生殖細胞癌的可能性增加。
	PSA（攝護腺特異抗原）	●篩檢與診斷攝護腺癌的指標，正常值為 0～4.0 ng/ml。 ●若數值過高，表示罹患攝護腺癌的可能性增加。
	CA-125（腫瘤標記）	●可用於卵巢癌的診斷，評估與追蹤，正常值為 < 35 U/ml。 ●若數值過高，可能為卵巢上皮細胞腫瘤、子宮內膜腺瘤、子宮內膜異位等。
	CA-199（腫瘤標記）	●為腸胃道癌症的腫瘤檢測指標，正常值為 < 37 U/ml。 ●若數值過高，常見於胰臟癌、膽囊癌、膽管癌、大腸癌、胃癌、卵巢癌、肺癌等。
	CA-153（腫瘤標記）	●臨床上常用於乳癌的偵測和治療追蹤，正常值為 < 25 U/ml。 ●若數值過高，可能與乳癌腫瘤的大小有關，可做為治療效果的監控。
病毒相關檢測	HBsAg（B型肝炎抗原）	●可判斷是否感染 B 型肝炎。 ●若為陽性表示受 B 型肝炎病毒感染、或為 B 型肝炎帶原者。 ●若為陰性表示身體沒有被感染。
	Anti-HBs（B型肝炎抗體）	●可判斷是否有 B 型肝炎抗體。 ●若為陽性表示身體已對 B 型肝炎病毒具備抵抗能力。 ●若為陰性表示體內無抗體，可施打 B 型肝炎疫苗。
	Anti-HAV IgM（A型肝炎抗體）	●可判斷是否患有 A 型肝炎。 ●若為陽性表示感染急性 A 型肝炎。 ●若為陰性表示身體沒有被感染。
免疫疾病相關檢測	RF（類風濕性關節炎因子）	●可輔助判斷是否罹患類風濕性關節炎。 ●若為陽性表示可能罹患類風濕性關節炎。 ●若為陰性表示未罹患類風濕性關節炎。
	ANA（抗核抗體）	●此種抗體會將體內正常組織當做外來物進行攻擊，為自體免疫疾病的指標。 ●若為陽性表示可能患有自體免疫疾病。 ●若為陰性表示未罹患有自體免疫疾病。

血清中的生化物質濃度高低為評估全身健康狀態的重要指標

身體的各個部位發生異常時，會導致體內生化成分的濃度改變，藉由抽血取得的血清進行生化檢查，可以及時並且明確得知目前受測者的身體狀態，也能提供醫師相關的疾病資訊，以評估或進行後續的治療方針。

從生化檢查了解健康狀態、趁早改善

　　血液經由循環系統將氧氣和養分運送到身體各部位、並將二氧化碳與代謝產物帶出，因此，當身體的內臟器官或組織有異常時，血液的成分就會受到影響。生化檢查是從血清中進行成分分析，以某些特定生化物質濃度相較於正常值的高低，來評估全身的健康狀態。身體在正常狀態下，血液中的各種生化物質的濃度有一定的正常範圍，如果某些成分的濃度過高或是過低都會破壞生理反應的恆定，並引發疾病的產生，例如空腹時的血糖正常濃度應為 $70 \sim 110$ mg／dl，如果高於正常值就有糖尿病的風險；如果低於正常值，輕微時會暈眩，嚴重時會休克昏迷。透過生化檢查可以提供醫師與受檢者了解目前生理狀態，並判斷該進行何種治療，或是建議患者改變生活飲食習慣。

生化檢查亦可評估臨床治療的療效

　　生化檢查的項目主要包括肝功能、腎功能、蛋白質、電解質、血糖、血脂等檢查內容，通常會經由幾項相同類型的檢測評估身體相關功能，譬如說常見用於評估肝功能的丙胺酸轉胺酶（GPT）及天門冬胺酸轉氨酶（GOT）檢查，其中 GPT 主要儲存在肝臟；而 GOT 則主要儲存於心肌及肝臟。因此當肝細胞受損傷時，像是急性或慢性肝炎、肝硬化、肝癌等疾病，肝臟就會釋出 GOT、GPT 至血液中。所以藉由測量血中 GOT、GPT 值可得知肝臟受損的情況，其中又以 GPT 對於肝臟疾病具較高的專一性，GOT 在心肌梗塞相關疾病時數值也會上升。透過這兩項數值的評估，醫師可以確認患者目前的肝功能是否正常，或是在患者經過治療後，肝功能是否有所改善。生化檢查已是各醫院必備的工具，然而疾病發生時瞬息萬變，為了配合臨床上的需求，目前的生化檢測方法也趨向自動化並縮短檢測時間，以增加醫療人員面對疾病的治療時間。

● 生化檢查指標與疾病的相關性

項目		相關疾病
肝膽功能檢查	丙胺酸轉胺酶（ALT／GPT）	● 胺基酸代謝相關的酵素，正常值為 0～40 U/L。 ● 若高於正常值，可能為急性或慢性肝炎、肝硬化、肝癌、酒精性肝炎等。若低於正常值，沒有疾病上的意義，表示肝功能正常。
	天門冬胺酸轉氨酶（AST／GOT）	● 胺基酸代謝相關的酵素，正常值為 8～40 U/L。 ● 若高於正常值，可能為心肌梗塞、急性肝炎、慢性肝炎、肝硬化、肝癌、酒精性肝炎等。若低於正常值，可能是尿毒症。
	總膽紅素（TBIL／STB）	● 是體內血紅素的主要代謝產物，正常值為 0.2～1.0 mg/dl。 ● 濃度高時皮膚眼睛會泛黃，可見於急性肝炎、溶血性黃疸、膽結石、膽管炎、阻塞性黃疸。若濃度偏低，有可能是因為缺鐵性貧血。
	鹼性磷酸酶（ALP）	● 存在於肝臟、骨骼、小腸及胎盤中的酵素，正常值為 30～95 U/L。 ● 若數值偏高，可能為肝膽道疾病、惡性腫瘤等，但須配合其他臨床數值來判讀。若數值偏低，可能為貧血、重症慢性腎炎。
腎功能檢查	尿酸（UA）	● 是體內嘌呤代謝的最終產物，正常值為 2.5～8.0 mg/dl。 ● 若過高可能為嘌呤類、蛋白質、脂肪攝取過量、或劇烈過動、腎衰竭、痛風、骨髓增殖疾患等。若過低則可能懷孕、腎臟疾病、嚴重肝功能障礙。
	尿素氮（BUN）	● 為蛋白質代謝後產生的廢物，正常值為 9～20 mg/dl。 ● 若高於正常值可能為體內組織損傷、腎功能敗壞、充血性心臟衰竭、脫水。若低於正常值可能為肝衰竭、懷孕、服用利尿劑等。
	肌酸酐（Cr）	● 為肌肉中肌酸和磷酸肌酸代謝的最終產物，正常值為 0.6～1.5 mg/dl。 ● 若高於正常值，可能為尿毒症、腎衰竭，泌尿道阻塞等。若低於正常值，可能為肌肉萎縮、尿崩症。
血脂檢查	總膽固醇（T-CHOL）	● 人體血脂質的一種，正常值為 110～200 mg/dl。 ● 若高於正常值，可能為高膽固醇血症、甲狀腺功能低下、腎病症候群等。若低於正常值，可能為肝功能受損、低脂蛋白血症。
	三酸甘油脂（TG）	● 人體血脂質的一種，正常值為 20～200 mg/dl。 ● 若高於正常值可能為高血脂、糖尿病、動脈硬化、急慢性胰臟炎等。若低於正常值可能為甲狀腺亢進、肝病吸收不良症候群、腎小球炎等。
蛋白質檢查	總蛋白質（TP）	● 人體的必需營養素及主要成分，正常值為 6～8 g/dl。 ● 若高於正常值可能為顯著的脫水、藥物影響等。若低於正常值可能為肝臟疾病、腎病症候群、蛋白質嚴重流失或缺乏等。
	白蛋白（Alb）	● 是血漿中含量最多的蛋白質，正常值為 3.7～5.3 g/dl。 ● 若過高可能為顯著的脫水、休克等。若過低可能為肝臟疾病、腎病症候群等。
血糖檢查	葡萄糖（GLU）	● 細胞的主要能量來源，空腹時血糖正常值為 70～110 mg/dl。 ● 若高於正常值可能為糖尿病、慢性胰臟炎等。若低於正常值可能為胰臟腺腫、肝病等。
電解質檢查	鎂（Mg）	● 骨及細胞形成的重要元素，與神經肌肉和心臟功能有密切關係，正常值為 1.7～2.3 mg/dl。 ● 若過高可能會壓制心臟及呼吸中樞神經傳導。若過低可能會導致痙攣及心律不整。
	鈉（Na）	● 可維持滲透壓，協助各種生理功能的運作，正常值為 135～150 MEQ/L。 ● 若過高可能會脫水、多尿等。若過低可能會導致充血性心臟衰竭、嘔吐、大量流汗等。
	氯（Cl）	● 對人體內的水分平衡有重要調節作用，正常值為 98～110 MEQ/L。 ● 若過高可能會代謝性酸中毒、糖尿病酮酸中毒等。若過低可能會導致腎衰竭、代謝性鹼中毒等。

了解致病的病原菌種類，針對特性選擇有效的用藥

判斷出攻擊你的對手是誰，再針對敵人的弱點下手才是致勝的關鍵。微生物檢驗的意義即是鑑定病原菌的種類與抗藥性，讓醫師能夠選擇恰當的藥物與治療方式，以消滅感染身體的病原菌。

檢測微生物的種類、特性與藥物抗性

環境中伺機入侵身體的病原菌可能是病毒、細菌或是黴菌，一旦病原菌在身體增殖或是釋放毒素，就會引發疾病，例如結核菌造成的肺結核。每種病原菌的特性不同，無法依靠單一的藥物或治療方式治癒不同的感染性疾病。因此微生物檢驗的目標在於，藉由取得病患體液或排泄物，進行微生物培養並鑑定出致病微生物的種類與特性，讓醫師得以判斷該使用何種治療方式。目前微生物檢驗技術，在實驗室中培養出細菌和黴菌相對容易，但病毒的培養就比較困難，病毒的檢測必須利用其他分子生物學的技術才能測定，因此平常所說的微生物檢驗多是指細菌或黴菌的檢測。另外，微生物的抗藥性檢測也是重要的一環，隨著抗生素藥物廣泛使用後，微生物也漸漸演進出具有抵抗藥物的能力，所以鑑定患者所感染微生物的抗藥性，能讓醫師選擇真正有效的抗生素進行治療。

微生物學在微生物檢驗方法的應用

要鑑定出眾多微生物的種類，是一項困難的工作。臨床上能夠鑑定出的致病微生物，實際上是先經由基礎微生物學的研究，先對致病微生物的特性進行分析，例如觀察此細菌外觀形態是球型或是桿型？生長時需要氧氣的好氧菌、或是不需要氧氣的厭氧菌？在培養基上繁殖出的菌落（細菌在培養基成長至肉眼可見的群落）形態長得如何？將不同的特徵事先分門別類，便可以根據病原菌的生長特性，配製只適合此病原菌適合生長的培養基，或是使用含有如酸鹼指示劑的培養基，讓特定病原菌能夠被分離出來，以便有判斷的依據。事實上臨床能夠鑑定出的微生物，仍僅限於已知、以及已有一定了解程度的病原菌，對於未知的病原菌，仍需要基礎微生物學進行各種實驗後才能夠再進行鑑定，這對現今各種突發性感染有些緩不濟急，還需醫學更進一步的發展。

●微生物檢驗鑑定菌種的流程與目的

Step ① 取得被感染者的體液或排泄物

例如 痰、血液、尿液、糞便等。

Step ② 取部分檢體在培養基中培養病原菌，使其增殖

Step ③ 進行病原菌單一型態菌落特性分析

以顯微鏡觀察形態。	分析病原菌的生長特性。	分析病原菌的生化特性。	分析病原菌的抗藥性特性。
例如	例如	例如	例如
觀察屬於球菌、桿菌、或葡萄球菌。	觀察是好氧菌、還是厭氧菌。	測試是否可用葡萄糖做為能量來源。	測試是否對青黴素有抗藥性。

Step ④ 綜合以上的分析，鑑定出病原菌的種類與抗藥性

例如

經過生化測試、細菌染色等方式確定菌種特性後發現，造成皮膚傷口感染引發膿瘡症狀的病原菌屬於革蘭氏陽性菌中的金黃色葡萄球菌。此病原菌對所有的青黴素有抗藥性，所以無法使用一般的抗生素治療。

Step ⑤ 提供醫師正確的病原菌資訊，以選擇恰當的藥物與治療方式，才能夠將其消滅

例如

對於此類皮膚感染的膿液，利用外科手術切開引流和局部清創，以避免病原菌繼續於傷口處滋生，再配合較強效的藥物（如：萬古黴素）進行完整的療程，如口服或靜脈注射七天～十四天。

檢驗醫學的新技術──生物晶片

　　現今電腦科技的進步，連帶地也提升了微機電學及光電學的技術，而這些技術也開始與醫學做跨領域的結合，「生物晶片」即是醫學與前二項領域相互激盪所產生的新技術。生物晶片簡單來說就是運用分子生物學、基因資訊、分析化學等原理進行設計，以矽晶圓、玻璃或高分子物質為基材，配合微機電自動化、或其他精密加工技術所製作的高科技元件，有如半導體晶片一般能快速進行繁複運算。因此，所製作出的生物晶片也具有快速、精確、低成本的生物分析檢驗能力，而且僅需少量的檢體，就能得出大量的實驗數據。

　　目前生物晶片大致上可分為二種：①利用核酸或是蛋白質做成生物基因研究的工具──探針，用以檢測對應的核酸片段或蛋白質，以核酸為探針的稱為「基因晶片」，以蛋白質為探針的稱為「蛋白質晶片」。基因晶片的目標在於僅使用少量的檢體，即可測定大量的目標基因或是蛋白質。②實驗室晶片，目的在將實驗室的繁複流程簡化在晶片上進行，以減少檢體使用的體積，加快檢驗速度。

　　生物晶片現今已發展較為完善的部分是以核酸為探針的基因晶片，依目前市面販售的商品，已經可將上萬個核酸探針放置於同一個基因晶片上，利用這樣的技術除了能以少量的檢體檢測上萬個基因的表現情況外，也能評估病患與正常人基因之間的表現差異，並獲得大量的實驗數據，以更全面的方式有效率地進行檢驗分析。

　　有許多生技公司及學術研發單位，進一步想要將實驗室晶片結合基因晶片或蛋白質晶片。雖然實驗室晶片的開發目前仍有許多技術性的困難需克服，現今已成功開發的晶片大多為側重在縮短實驗流程，或是減少檢體體積。不過我們可以想像利用這樣的方式，就好比將整個實驗室的檢驗技術濃縮在小小的晶片中，而且其檢測的數量與靈敏度，比傳統的實驗室檢測方式更多且效率更高。

　　生物晶片可謂潛力無窮，基於其精密、快速、經濟及大量篩檢的特性，可應用於簡化醫療檢驗、流行病檢疫、及控制癌症早期偵測與治療結果的追蹤，或許在未來藉由科技的進步，科幻電影中以一小滴血能檢測所有疾病的情節就不再遙不可及了。

第 7 章

影像醫學

——眼見為憑

影像醫學是臨床檢查的重要輔助工具，如同醫師的第二雙眼睛，可以提供疾病部位的實際觀察，以利於後續的用藥治療或是手術治療，除此之外，目前臨床上也發展出配合影像醫學的新治療方式，大幅提升了現今醫療的技術。

影像醫學

具體呈現疾病部位的情況，提高臨床診斷的精確度

眼見為憑是醫學對於疾病診斷的最佳依據，影像醫學能夠提供臨床醫師以非侵入方式、或不動刀留下傷口取得患者體內組織影像，利用影像醫學的成像可以精確地掌握病灶位置、更直接地判斷病情嚴重程度。

影像醫學具體呈現肉眼看不到的部位

影像醫學多以非侵入方式、以及不需動刀留下大傷口即從人體某部分取得內部組織影像，應用物理學相關的技術與成像訊號，讓原本肉眼看不到的病灶部位具體呈現為可以解讀的影像。自從德國物理學家倫琴在一八九五年發現 X 射線不久後，X 射線就被應用在人體檢查及疾病診斷的醫學方面。隨著科技的進步，後來又發展出電腦斷層掃描、核磁共振成像、超音波成像等新的醫學影像技術，雖然各種成像技術的原理與方法不同，但目的都是使人體內部結構和器官形成影像，從而了解人體內部解剖、生理功能狀況以及病理變化。

影像醫學種類與應用

影像醫學發展至今其範疇包含了光學攝影、超音波成像、X 光成像、伽馬射線成像、核磁共振成像等，不同的成像技術在疾病診斷的應用方面也有所不同。光學攝影的**內視鏡檢查**，可應用於許多身體對外孔道

方面的檢查，像是胃腸道、呼吸道、泌尿道、女性生殖系統等，除了提供病灶部位的攝影供觀察外，也能在攝影檢查的過程中切取該部位組織樣本，再進一步用顯微鏡檢查。**超音波成像**常用於腹部超音波檢查、心臟超音波檢查與婦產科超音波檢查等，來觀察各部位的功能與結構是否正常，如腹部超音波可用於檢查慢性肝炎的病況，做為內科醫師的用藥方針。**X 光成像**以陰影來判斷全身軟硬組織的結構是否正常，常用於胸部、腹部及骨頭，例如骨折病患的 X 光攝影可找出骨折的位置，提供外科醫師清楚辨識骨折部位的實際情況。**伽馬射線成像**技術常用於全身骨骼掃描、心臟功能掃描、腦血流掃描等，來觀察掃描部位的形態及運作狀況。**核磁共振成像**大多用在中樞神經系統檢查，也可應用於骨骼神經系統、腹部及胸腔、血管攝影及膽道攝影診斷等，以偵測不易觀察的身體部位。

●為何需要影像醫學的輔助

以沒有穿透皮膚的骨折為例：

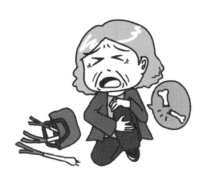

眼睛觀察傷者 體表無異狀	影像醫學呈現 體內實況
人的肉眼無法看到體內的真實狀況，因此無法準確判斷疾病在體內造成的影響與傷害。	以影像技術取得內部組織的具體呈象，了解雖然體表無異狀，但體內骨頭已斷裂的情況。

 診斷　 診斷

發現跌倒處傷口有出血、腫脹、嚴重疼痛的情況，醫師只就這些情況來治療傷口。	除了一些生理出現的疼痛紅腫症狀外，透過影像檢查，如 X 光，發現骨頭已經斷裂，可進一步決定適合骨折的治療方式。

光學攝影除了應用於身體孔道的檢查外，還可進行微創手術

在體內點亮一盞小燈進行器官、組織部位的具體檢查，是內視鏡利用光學攝影的原理以最小傷害的程度達到觀察體內器官的目標，除了能提供內科診斷時的影像參考數據外，更讓外科能以微創手術進行治療。

內視鏡的基本原理

觀察人體的孔道對於許多疾病而言是很重要的檢查，身體內部如同一間黑暗的房間，沒有光源就難以觀察孔道內的實際情況，為了克服這樣的需求，內視鏡的技術於是應運而生。早期內視鏡燈泡體積較大、而且光源所產生的熱量都造成檢查的不便，直到一九五八年赫雪維茲博士發明的光導纖維（簡稱光纖），才讓內視鏡的技術及影像品質大幅提升。光纖是一種光在玻璃或塑料製成的纖維中能以全反射原理傳輸的光傳導工具，內視鏡即是利用光纖能夠彎曲和傳導光線的特性製成的。**內視鏡**的原理是利用細長的光學鏡頭伸入人體，大多是經由人體自然的孔道，如胃鏡檢查時從口腔進入，也可以是經由人為手術形成的管道，如腹腔鏡檢查時於腹部開一個小孔，將光學鏡頭伸入人體後，可直接看到器官內有無異常情況以利診斷。

內視鏡檢查的應用

每種人體孔道的結構不同，因此設計出不同用途的專用內視鏡，例如檢查食道、胃與十二指腸所使用的胃鏡，或是檢查尿道、膀胱所使用的膀胱鏡，檢查直腸、大腸所使用的大腸鏡。如果病灶部位沒有自然孔道的話，就需要在體腔切開一個小孔讓內視鏡進入檢查，例如腹腔鏡、胸腔鏡、關節鏡。透過內視鏡的檢查技術，醫師可不需手術開腔剖腹，就能深入器官腔道了解體內的情況。

除了取得病變部位的影像之外，內視鏡也可以配備手術或切片用的器械，隨內視鏡進入人體，透過螢幕和儀器進行操作，如切取組織樣本檢查、或取出異物、排除病因。如需要切除膽囊的膽結石病患，也可透過腹腔鏡膽囊切除術來治療，達到傷口較小、疼痛較少與復原較快的治療效果。現今許多微創手術都是運用了愈來愈進步的內視鏡技術，這也是未來醫療手術的重要發展趨勢。

●內視鏡的構造與應用

影像傳輸
將光電耦合元件（CCD）置於內視鏡前端，再將數位化的影像訊息傳出。

照明系統
用來把光線導入體內，經由光纖系統導入，照亮所要看的部位。

工作管道
內視鏡內附有管道，可以沖水或灌入空氣使視野清晰，也可供手術或切片用的器械進出操作。

腹腔鏡手術
在肚子上打 3～4 個 0.5～1 公分的小洞，利用特殊的機器將腹腔撐開，並且以特製的攝影機及手術器械，例如剪刀、夾子來進行手術。

應用項目

腹腔鏡

腹壁手術一小切口，插入內視鏡器到腹腔內，對腹腔進行檢查，也可以進行外科手術。

適應症
膽囊切除術、肝囊腫手術、腹腔鏡脾臟手術等。

關節鏡

關節處手術一小切口，插入內視鏡器到關節內，對關節進行檢查。

適應症
退化性關節炎、類風濕性關節炎等。

大腸鏡

先施以止痛藥及鎮靜劑，由肛門→腸腔→直腸→乙狀結腸→結腸以進行檢查。

適應症
結腸內黏膜有無紅腫、潰瘍、腫瘤或瘜肉等病變，及切除瘜肉，組織切片檢查等。

胃鏡

施行咽喉局部麻醉後，由口腔→食道→胃→十二指腸以進行檢查。

適應症
食道、胃和十二指腸中的病變，例如炎症、糜爛、潰瘍、食管靜脈曲張等。

支氣管鏡

施行咽喉局部麻醉後，經由口腔或由鼻腔伸入進行檢查。

適應症
肺癌、急性或慢性支氣管炎，支氣管結核，呼吸道吸入性傷害，氣管或支氣管狹窄等疾病檢查。

子宮鏡

經陰道至子宮頸，可用於診斷、治療子宮內的病變。

適應症
子宮異常出血、子宮腔內腫瘤，如息肉、肌瘤等，子宮腔內沾黏、避孕器、異物移除以及不孕症等。

超音波檢查

臨床上使用最廣泛、安全的影像檢驗

利用超音波在不同介質傳播速度不同的物理特性，所呈現的影像可在臨床上完全不經侵入人體，即可觀察人體內臟器官的情況。超音波除了可提供內科診斷時的影像參考數據外，也是極重要體外震波碎石技術。

超音波檢查的基本原理

超音波檢查是利用聲波傳導時的回音原理，利用儀器在體外發出超過人類可聽到的最高閾值二〇千赫以上的聲波，穿過人體到達身體內部，來檢查人體臟器及組織的形狀、大小、位置及運動情況。由於聲波在傳送的過程中，因受到壓力、密度、溫度及介質運動的影響，會有改變波速、反射、繞射等現象發生，透過接收從不同器官、組織界面反射的回聲，轉化為電脈衝訊號至超音波主機，就能形成數位圖像。醫生利用反應出的波型、曲線或影像的特徵，再結合解剖學、病理學等知識，可以診斷出所檢查的器官是否有病變產生。超音波檢查是相當安全的檢查方式，具有不需侵入人體、沒有游離輻射，還能即時成像等優點，是健康檢查中不可或缺的項目，尤其在肝硬化及肝腫瘤的診察上最為普遍。另一方面，利用高頻率超音波震波的原理，也可做為治療泌尿道系統結石的碎石技術，因不需動刀取出結石，在臨床醫學有著難以取代的地位。

超音波檢查的運用

超音波檢查可分為腹部超音波、心臟超音波、婦產科超音波三大類。**腹部超音波**是最常被使用的檢查，包含了肝、膽、胰、脾、腎、子宮、卵巢及膀胱等重要器官，可早期發現這些器官形狀、結構、大小、位置及運動情況的病變。**心臟超音波**檢查則可清楚辨識、評估心臟結構和功能，了解心臟的大小、收縮情形，判斷心臟瓣膜活動的情況，也可評估心雜音、瓣膜性心臟病、心血管疾病及心絞痛等。在**婦產科超音波**檢查方面，是篩檢胎兒是否有先天異常和孕婦產前檢查的重大利器，對一般婦女亦可提供診斷子宮肌瘤、卵巢腫瘤、避孕器的位置等重要訊息。

●超音波檢查的優勢與應用

安全性
對於身體不會有副作用，也不會造成患者不適，而且產前檢查方面對胎兒也無危險性。

非侵入性
不同於內視鏡需要進入身體內部檢查，超音波只需從體外即能檢查體內器官是否發生病變。

無游離輻射
不像 X 射線、伽馬射線會產生游離輻射，會對身體產生傷害。

即時成像
產生的數據不需特別處理就能立即成像，檢查時可選擇需要部位進行觀察，利於快速診斷。

可反覆施行
不像 X 光檢查有輻射劑量曝露的限制，因此可反覆施行，有利於病情的追蹤。

檢查價位低廉
相對於其他如伽馬射線、核磁共振的成像檢查價格便宜。

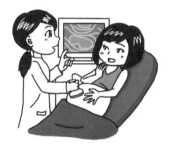

應用項目

腹部超音波
利用高頻音波掃描腹部臟器有無病變。

適應症
肝臟實質變化、腫塊、肥大、肝內結石；膽囊結石、擴大、息肉；胰臟鈣化、腫塊；腎臟結石、積水、囊腫；主動脈瘤。

心臟超音波
主要是觀察心臟與血管的功能與外觀。

適應症
心臟病、測量心室收縮功能、視查心包膜積液、探視心臟各瓣膜開合情況與偵測血管縮窄的程度。

婦產科超音波
最主要觀測的器官是卵巢與子宮。

適應症
月經週期中卵泡生長狀態、排卵後黃體生成，排卵過程的子宮內膜厚度、檢查初期懷孕的胚胎或受孕狀況。

體外震波碎石術
利用電極放電所產生的電震波，經過水及身體組織的傳導，將腎臟或輸尿管的結石擊碎，然後隨著小便排出體外。

適應症 結石大小在 1 公分以內，位置在腎臟及輸尿管上段，腎排泄功能正常者較適合採取此方法。

X光檢查

X射線＋照相技術，將體內構造轉換成影像應用在醫學診斷上

利用X射線具有高穿透力的物理特性，在臨床上以非侵入性方式即可呈現人體骨骼與器官的影像。除了可提供醫生診斷時的影像參考數據外，也能運用高能量的X光進行腫瘤治療。

X光成像基本原理

X射線（又稱X光）其為一種波長範圍在〇‧〇一～十奈米之間的電磁輻射，具有很高的穿透力，能穿透許多在可見光之下不透明的物質，而人體也屬於X射線可穿透的物質，因此這種物理特性也被應用在臨床醫學的影像檢查。X光利用照相底板法形成影像，將照相底片放置於人體後，當X光穿過人體內軟組織照射到底片，軟組織的部位會在底片上顯影後呈現黑色，而X光無法穿過的硬組織，顯影後會呈現白色。之所以如此，是因為人體軟硬組織對輻射吸收能力不同，底片所接收到的X光劑量也不同，因此會在底片留下深淺不一的陰影。現今電腦運算能力的進步，可以把不同角度的X光影像合成為3D圖像，在臨床醫學上常用的電腦斷層掃描（CT掃描）就是根據這樣的原理。

X光除了用於診斷外，也可用來抑制異常細胞

X光檢查在臨床醫學上常見的應用，包括頭部、頸部、胸部、腹部、脊椎、四肢骨及關節這些部位的檢查，可觀察出各個部位的軟硬組織之間的結構形態是否正常，由於病灶發生處常會造成該部位與正常組織形態不同，藉由X光呈現的影像來診斷疾病的現況及嚴重程度，檢查結果在臨床醫學的內科或外科上均有很大的幫助。例如X光經常被用來檢查硬組織，像是探測骨骼的病變、骨折程度和狀況、牙齒根部問題等，這也是X光最常見的用途。此外，對於探測軟組織的病變也相當有用，常見的例子有胸腔X光檢查，可用來診斷如肺炎、肺癌或肺氣腫等肺部疾病；腹腔X光檢查則用來檢測腸道阻塞。X光檢查也是現今健康檢查中不可或缺的項目，可以早期發現器官有無病變，以利啟動治療。

除了利用成像幫助診斷外，還可以利用高能量的X光對人體病灶部位的細胞組織進行照射，使被照射的細胞組織受到破壞或抑制，從而達到對某些疾病的治療，特別是腫瘤方面的治療用途。

●X光成像在人體的成像表現與應用

X 光的五種密度表現包括：

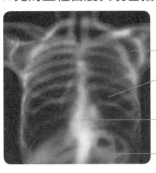

深灰色 此為脂肪組織

黑色 此為肺部中充滿氣體的肺泡

白色 此為脊柱硬組織

淺灰色 此為胃部軟組織

氣體，例如富含氣體的肺組織、支氣管、胃腸中。	呈黑色，放射線具有穿透性。
脂肪／軟組織，例如全身的軟組織（除了骨骼、牙齒外，其餘的都是軟組織）。	呈深灰色，較無放射線穿透性。
液體，例如血管分布、肺水腫病變等。	呈淺灰色，有輕微的放射線阻光性。
骨頭／鈣化，例如肋骨、肩胛骨等，及鈣化血管、器官組織中的鈣化點等。	呈白色，具有放射線阻光性。
金屬，例如曾經骨折以鋼釘固定的部分。	呈亮白色，具有完全放射線阻光性。

應用項目

骨折

因外傷造成的骨骼斷裂，藉由 X 光檢查，可以診斷出患者的骨折嚴重程度，以評估如何進行骨骼的復位手術。

脊椎病變

由於脊椎骨排列不正而彎曲或是骨質疏鬆，骨頭在 X 光顯像變淡而空洞化。

肺炎

肺部出現浸潤現象是診斷肺炎的標準，透過 X 光可以顯示出肺部遭侵蝕產生空白部位，就能診斷出肺炎。

肺氣腫

常見於因抽菸而引起肺部充氣過度及氣體積留增加，肺部相對較透光而呈深黑色，肺部淋巴及血管影像減少，以此可判斷出是否有肺氣腫。

腸道阻塞

藉由腹部 X 光檢查，可確認腸道阻塞的位置，X 光片會呈現阻塞處以上，腸道充滿氣體與液體的陰影。

伽馬射線檢查

伽馬射線除了應用於影像醫學外，還可做為手術刀

在體內注入微量的放射性同位素藥物就能釋放出伽馬射線，可針對特定器官的顯像進行檢查。伽馬射線除了可以提供醫學診斷時的影像參考數據，藉由伽馬射線高能量的特性，也發展出了無創傷的放射手術治療。

伽馬射線攝影的基本原理

X 檢查是以外部的 X 光穿透人體所拍攝的影像，適合用於大範圍部位的初步檢查，而伽馬射線攝影可針對小範圍的單一器官進行攝影及功能評估，且偵測靈敏度及精準度較 X 光高。**伽馬射線**的成像方式與 X 光不同，並非以外部光穿透人體，而是讓受檢驗的人經靜脈注射、口服或是吸入微量的放射性同位素藥物。同位素會在體內經原子核分裂後放出伽馬射線，再利用在體外放置的伽馬射線攝影機接收體內所釋放出的伽馬射線，當伽馬射線撞擊儀器中的偵測晶體時會產生閃爍光，之後再經由訊號處理器將訊號轉換為數位圖像。目前已發展出許多放射性同位素藥物，經由不同的藥物可由不同的特定器官吸收，來達到特定器官的顯像檢查。放射性同位素藥物多為短半衰期、低劑量且容易排出人體，輻射劑量幾乎不會增加致癌、不孕或造成後代異常的風險，對身體健康並無影響。

將伽馬射線可殺死細胞的特性應用於醫療

伽馬射線的物理特性是波長極短、穿透力強、攜帶高能量，高劑量時會造成細胞內的去氧核糖核酸（DNA）斷裂進而引起細胞突變及死亡，但是只要運用得當，卻能成為醫療方面的利器。由於伽馬射線具有殺死細胞的特性，醫學上藉由控制安全劑量及照射位置發展出殺死異常細胞或癌細胞的伽馬刀技術。其為一種應用病變位置立體定位技術，來治療體內疾病的放射治療設備，原理類似放大鏡的聚焦方式，當放大鏡置於陽光下時，放大鏡下面會形成焦點，焦點以外的地方並無破壞性影響，但在焦點處卻有很高的能量與熱度。伽馬刀可藉由體外聚焦伽馬射線能量的方式，破壞疾病部位的組織及細胞，而不需進行手術開刀，整個治療過程十分安全，不會造成出血、傷口感染以及其他併發症，這項技術大多運用在顱部的疾病，例如腦部良性或惡性腫瘤、腦血管畸型等。

●伽馬射線的應用與比較

應用項目

腫瘤掃描

主要應用於腫瘤位置的偵測、區別良性或惡性腫瘤、診斷腫瘤是否復發等用途。

骨骼掃描

可應用全身骨骼掃描偵測骨骼病變如骨髓炎、骨骼壞死等，以及癌細胞是否轉移到骨骼等。

心臟掃描

用於偵測心臟功能是否異常。由於某些治療癌症的化學藥物對心臟具有毒性，所以使用的前後可用來評估心臟功能是否有受損。

甲狀腺癌掃描

以低劑量碘 –131（I-131）來掃描手術後殘餘甲狀腺組織及轉移性病變。若有殘餘或轉移，則用高劑量碘 –131 來消除殘餘或轉移的癌細胞。

腦部腫瘤治療

伽馬刀治療是經過精確的定位，把極細微的射線聚焦束集於腦內的病變部位，進一步達成破壞異常細胞的治療效果。

	傳統放射治療	伽馬刀
適應症 (治療範圍)	較適用於頭部以外，直徑約 20 ～ 40 公分的腫瘤	全身，大多數用於頭部直徑約 3 公分左右的腫瘤
機器精確度	普通	最佳
治療所需時間	少於 20 分 / 每次	20 分～ 1 小時 / 每次
優點	●無傷口，不需要開刀，體能恢復快。 ●不需繁雜的治療前準備動作，對於需緊急治療的病患，可以即時處理。 ●對於深度不一或是形狀不規則的腫瘤，有較好的包覆性。	●定位治療精準度高，在 1 釐米以內。 ●不需全身麻醉，無傷口，不需要開刀，患者體能恢復快。 ●周圍其他部位受影響幅度小。 ●不會有出血，傷口感染等併發症。
缺點	●較缺乏精準定位能力。 ●容易造成腫瘤附近的正常組織接受到放射線劑量而產生副作用。	●治療反應較慢，需等待數月以上的觀察，以評估治療效果。 ●對於體積較大或生長快速的病灶，不具有治療效果。 ●治療前需 2 ～ 3 週的治療計畫。

以核磁共振強度的差異形成圖像，適用於含水量高的器官

核磁共振成像是利用水分子產生的核磁共振信號形成的影像，經由非侵入性及非幅射的方式，運用於人體器官觀察的醫學影像診斷技術，可提供內科診斷時的影像參考數據，也能評估手術前病灶的定位與定性。

核磁共振的基本原理

核磁共振成像（亦稱磁振造影MRI）是隨著電腦技術、電子電路技術、超導體技術的進步而迅速發展的一種生物磁學核自旋成像技術。核磁共振（NMR）的原理是指電子核在靜止磁場中，受電磁波激發而產生的共振現象，利用儀器改變身體內部氫原子的旋轉排列方向，氫原子的原子核就會釋放吸收的能量，能量激發後放出電磁波信號，再經由電腦分析組合成影像，就是所謂的 MRI 影像。人體七十％是水，是個充滿水分的有機體，水分子含有很多氫原子核，因此氫原子核是人體成像的首選核種，其產生的核磁共振靈活度高且信號強，再藉由人體中各種組織間含水比例不同，即含氫原子核的數量不同，造成核磁共振信號強度有差異，透過識別氫原子信號的分布差異的信息，經由電腦探測人體內部結構組合成影像。核磁共振影像並不須要放射線，是十分安全的臨床檢查技術。

核磁共振成像適用於含水量較高的組織或器官

核磁共振成像是利用水分子中的氫原子核產生的核磁共振信號所形成的影像，因此在組織或是含水量高的器官能夠提供詳細的核磁共振檢查的影像，但是骨骼和身體內的其他堅硬物質在核磁共振成像上的效果就不佳。因此核磁共振成像對於發現特定組織內的液體量是否有異常增加是最適合不過的技術，像是發炎、感染、腫瘤和內出血等疾病都能有很好的檢查成效。由於核磁共振成像可對人體各部位進行多角度、多平面的成像，且分辨力極高，能客觀且具體地顯示人體內部組織的相鄰關係，對病灶部位能進行更好的定位與定性，因此大幅提高了醫生的診斷效率。早期大多數核磁共振檢查都是運用在中樞神經系統，例如大腦、脊椎等，尤其是頭頸部這些構造複雜的檢查項目。現今在醫療運用的領域愈來愈廣泛，能從頭到腳的進行全身檢查，診斷及追蹤癌症或心血管疾病等，成為現代醫學不可或缺的利器。

●核磁共振的優缺點與應用

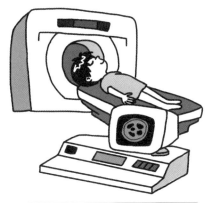

以強烈磁場形成不同信號
將人體置入一個大型的強烈磁場，藉由人體中各種組織間含水比例不同，即含氫原子核的數量不同，使核磁共振的信號強度有差異。

將各種信號形成影像
可對人體各部位進行多角度、多平面的成像，將不同強度差異的核磁共振信號，利用電腦分析組合成影像。

優點

- 是非侵入性、安全、無痛的診斷儀器。
- 針對腦部各部位提供精細的圖像。
- 測量的影像不僅是組織的解剖圖，還可以顯示組織各種功能的狀況，成了診斷組織器官功能性與新陳代謝性障礙的最佳儀器。
- 檢查前病患不需要特別做什麼準備，例如空腹或不能喝水等，但必須將身上金屬物品拿除。

缺點

- 設備費用昂貴，因此檢查費用比較高。
- 掃描時間較長，平均為 30～60 分鐘。
- 對骨骼和身體內的其他堅硬物質的檢測不優於 X 光線或電腦斷層檢查。
- 對身體移動非常敏感，若移動易產生偽影。
- 心律調節器、金屬性人工心臟瓣膜等各類電子裝置會受到磁場干擾，因此這類患者不適合做核磁共振檢查。
- 無法鑑別鈣質沈積的鈣化點。

應用項目

胸部
可直接顯示心肌和心室腔的影像，了解心肌損害的情況並測定心臟功能。還可顯示肺水腫、肺栓塞、肺腫瘤的情況及區別胸腔積液的性質。

腹部
對肝、腎、胰、脾等實質性臟器做疾病的診斷，可提供精確的診斷結果並能發現早期的病變。

骨盆腔
可顯示子宮、卵巢、膀胱、前列腺、精囊等器官的病變。例如可直接看到子宮內膜、肌層，對早期診斷子宮腫瘤性病變有很大的幫助。

顱腦與脊髓
對顱底及腦幹的病變，例如腦腫瘤、腦炎性病變、腦中風等，因無偽影可顯示得更靈敏及準確，也能發現神經上的早期病變。

頭頸部
對眼、耳、鼻、咽喉部的腫瘤性病變顯示良好，可顯示其範圍及特徵以幫助定性，還可做頸部的血管造影，顯示血管異常部位。

腫瘤視覺化的新成像技術

　　惡性腫瘤是癌症中最常發生的疾病，治療方法大多是使用化學藥物療法或外科手術切除，治療方式的選擇取決於腫瘤的位置、惡性程度、發展程度以及病患的身體狀態，其中手術切除腫瘤是最直接的方法。理論上若是能夠完全移除腫瘤細胞，癌症是可以治癒的，手術時外科醫師也會盡可能地將腫瘤切除。目前，要確定所有腫瘤細胞是否已經完全切除，必須將體內切除的組織送至病理醫師進行顯微鏡檢查，確認組織切口邊緣附近是否還有腫瘤細胞存在，才能確定已完全清除腫瘤細胞，這是相當重要的檢查。

　　但實際上即使手術前做了充分的組織外觀評估及切片顯微鏡檢查，有些潛伏在腫瘤所生長器官周圍的腫瘤細胞仍舊難以事先察覺，而且手術中如果腫瘤破裂，也會造成癌細胞擴散至其他部位，而影響到病患的存活時間及手術預後的情形。所以如果能夠在手術過程中，讓主刀醫師能即時分辨患病組織，依實際範圍切除乾淨，就可以大幅提高成功率。而醫師在手術的危急情況下，要快速正確判斷腫瘤的範圍，目前正在發展中的「腫瘤視覺化」的成像技術，可預期將是手術成功的關鍵。

　　腫瘤視覺化的新成像技術是運用一種螢光離子輔助切除暨探查器，這一套可攜式系統是由近距離紅外線造影系統、影像監控器與電腦所組成。其原理是將稱為近紅外線螢光分子特殊的化學染料，設計成具有可以與特定目標如癌細胞結合的功能，當手術部位注射化學染料後，化學染料可與癌細胞結合，經由近距離紅外線造影系統可以激發化學染料產生螢光，進而在影像監控器即時地成像，觀察腫瘤的位置。利用這項新成像技術，醫師便能正確掌握癌細胞位置以利手術切除。

　　目前這項新技術已成功地運用在老鼠及豬等實驗動物身上，人體實驗也在進行當中，預計未來將會開發出可辨認不同標的近紅外線螢光分子，能夠將癌細胞、神經或血管等部位分別以不同種顏色顯示，即使複雜多重結構的手術部位也能輕易地被觀察到，相信藉由這項技術能夠讓外科手術達到更精確與更完善的境界，也讓病患能夠獲得更好的治療效果。

第 **8** 章

預防及保健醫學
——未雨綢繆

醫學的目的除了根治疾病外,如何運用策略與教育來預防
疾病的發生、促進身體的健康,也都是醫學關切的領域。
如果能夠未雨綢繆預防疾病的發生,自發地促進身體強
健,便能大幅降低臨床上要解決的各種疑難雜症。

疾病發生前，除了預防還要積極促進維持健康

良好的健康是個人發展、社會和世界經濟的主要資源，預防及保健醫學透過「疾病的預防」與「健康的促進」二大方向，藉由各種杜絕疾病發生的方法及促進健康的策略，從達成維持個人健康，進而提升社會、國家及世界的健全。

不僅要預防疾病，還要積極追求健康

預防醫學的重心是在疾病發生前先做好預防措施，而保健醫學則是在日常生活中執行維持身體健康的方式，二者的目的都是要在生病前，設法降低疾病發生的機率，但後者保健醫學更強調積極正面的來促進健康，運用的措施及策略方法也有所不同。在疾病的預防上，**預防醫學**側重於傳染性疾病的預防，而在健康的促進上，**保健醫學**則是要強化個體促進健康的做法。

臨床醫學上已經能夠從患者的發病過程，了解傳染性疾病是由那些病原菌、宿主及環境等共同因素所造成的，只要阻止疾病的發生，就能夠杜絕致病因子、強化人體的健康狀態。例如好發於冬季和初春的肺炎鏈球菌感染，由於兩歲以下的幼童及六十五歲以上的老年人容易受感染，因此在好發季節前預先讓高風險族群施打疫苗，以達到預防效果。藉由這樣的方式，醫學才能積極追求健康生活，全方面地從個人，再擴至家庭、社會及整個國家，提升全體的健康素質。

提升人類整體健康是世界各國的目標

在對抗傳染病的歷史裡，人類從解除天花、霍亂、鼠疫等急性傳染病危害的經驗中逐漸地認識到若僅從單一個體預防疾病的話效益不高，必須以群體為對象進行預防，因此公共衛生開始被重視，從個人性的防治擴大到社會性預防措施。早在一九八六年時，世界衛生組織（WHO）訂立的《渥太華憲章》中，即提倡透過教育及政策的方式來改善生活型態以實現健康的平等。例如學校教育孩童正確的刷牙習慣與方式，以預防齲齒的發生；政府經由設立禁菸區的規範，以達到降低二手菸導致罹患心臟病、癌症、呼吸系統等疾病的機率。因此健康促進的教育及策略可視為醫學在治療手段之外的一道防護措施，也是「預防勝於治療」的真義。

● 保健醫學與預防醫學的目的

預防醫學
了解病原菌、宿主及環境之間的關係，就能杜絕致病因子，阻止疾病的發生。

保健醫學
以健康的策略與教育促使個人，再擴至家庭、社會及整個國家來提升全體的健康素質。

以 B 型肝炎為例

傳染途徑
經由接觸患者血液、體液而受到感染。

教育宣導
不共用牙刷、刮鬍刀，也不與別人共用消毒不全的針來針灸或穿耳洞，以及避免不安全的性交。

目的
減少被傳染的機率。

以肺癌為例

致病因素
吸菸與二手菸是引發肺癌最重要的致病元凶。

政策實施
實施菸害防制，以降低吸菸率，並設立禁菸區以防止二手菸的危害。

目的
減少肺癌發生的機率。

從個人→社會→國家促進人類整體的健康

健康的促進 ＝ 健康教育 ＋ 健康政策

了解致病因素與機轉，就能事先防範，避免健康受到損害

醫學從已了解疾病的發生原因與過程進行預防，根據疾病的特性分為傳染性或非傳染性，以此來實行不同的醫療預防措施，從根源降低致病機率，使個體生病數減少，進而免除大規模致病的危機。

預防疾病是針對已知的疾病採取預防措施

臨床醫學相信，每一種疾病都能夠藉由科學的方法研究其致病的原因、發病的規律過程及治療的方法，也能經由統計數據分析出哪些因素與疾病有著高度的相關性，因此疾病的發生是可以事先預防的。實際上，對於在醫學中已了解的致病因素，醫療與衛生機關已著手進行各種預防性的醫療措施，致力於降低疾病發生機率。例如推動流行性感冒發生時，要勤洗手及戴口罩，以減少接觸與飛沫傳染的致病途徑。疾病的預防包括了傳染病和非傳染病兩大類。傳染病的防治與公共衛生和個人生活習慣有極大的相關性，例如公筷母匙的習慣可減少 A 型肝炎的傳播；而非傳染病的預防則與個人的生活作息及飲食習慣有著密切的關係，例如多吃蔬果可幫助腸胃蠕動不佳的患者，降低便秘的發生。

預防疾病傳染的三種方式

為了提高傳染病的預防成效，不單是從個體預防著手，而是必須從整體社會來進行防堵疾病傳染散播的途徑，包括了①**消滅傳染源**：消滅生活環境中的病原菌，防止病患和帶菌者散播病原菌，就能降低被感染的機率；例如隔離已確定的感染者以及與感染者接觸過的人，來隔絕傳染病的散播。②**減少易感染人群**：實行疫苗接種以提高人群免疫力，當易感染人群降低到一定比例下時，傳染病就不易散播開來；例如流感好發季節前，預先施打疫苗。③**截斷病原菌的傳播途徑**：病原菌通常經由人體與外界環境接觸的孔道如口鼻等進入宿主，將這些孔道施以防護，就能降低與病原菌接觸的機會；例如戴口罩及飲食前先洗手。

在非傳染病的預防方面，由於大多與先天體質及遺傳有關，預防之道只能從及早發現、及早治療來著手，定期的健康檢查是十分重要的，若得知有家族性遺傳疾病或是先天性異常者，就需要對該疾病所影響的身體功能進行檢查、並定期追蹤，在疾病發生前採取必要的預防措施。

●傳染病與非傳染病的預防方式

傳染病的預防

必須從個人出發，擴及群體與社會的公共衛生預防措施，才能有效地達到預防效果。

非傳染病的預防

多與先天體質及遺傳有關，因此要防止非傳染病的發生率，只能從及早發現，及早治療來著手。

預防做法

①消滅傳染源

例如 酒精及漂白水消毒環境，保持居家或公共場所清潔。

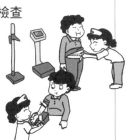

②隔絕傳染途徑

例如 飯前飯後勤洗手，杜絕病原菌病從口入。

③減少接觸易感染人群

例如 腸病毒好發期，避免出入公共場所，不要與病患（家人或同學）接觸。

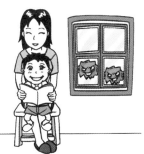

預防做法

①定期健康檢查

例如 有高血壓家族史的人定期進行血液檢查，以評估各項生理指標是否正常，如血壓、血脂、膽固醇等。

②正常作息與良好飲食習慣

例如 良好的作息與飲食習慣能維持健康的身體，減少疾病的危險因子產生。

③規律運動舒展身心

例如 由於糖尿病患者的肢體末端血液循環比較差，運動可以帶動血液的循環和促進胰島素的作用，也協助放鬆精神壓力。

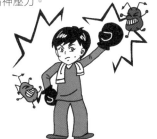

以提升社會全體民眾的健康為目標，而非只為治療疾病

醫學最高宗旨在於讓人類能從身心的本質上達成健康，進而免除疾病的發生，除了各種藉由健康促進的政策與教育外，從運動、營養、心情三方面的強化可實質提升健康的品質。

保健醫學是全球老齡化社會的課題

現今世界醫藥衛生及醫療水準不斷地提升，各種政策的實施讓每個人在生病時都能受到良好的醫療照護，例如台灣的全民健康保險，使得人類平均壽命逐年延長，因此高齡化成為全球關注的議題。世界衛生組織（WHO）定義「高齡化社會」為六十歲以上人口占全國總人口數的十四％，目前預估到二○五○年將占全球總人口的五分之一。高齡化社會的人口結構逐漸改變目前就醫需求，使得醫療關注的焦點從「疾病治癒」提升至「身體保健」，促進身心健康為目標的保健醫學開始受到重視。因此許多醫院為年長者設立「整合性門診」，例如「老年醫學科」，透過整合資源，實施周全的醫療評估。一般來說，年長者先接受老年門診診斷後，若出現需要進一步診療時，會轉介相關專科或是安排進一步住院評估。

運動＋營養＋心情為健康三大元素

近年來保健醫學的發展，開始著重自然方式來延緩老化，促進身體健康，除了讓人不受疾病的困擾、延緩老化所造成的生理功能退化，也讓國家不因高齡化而造成活動力及經濟力下降。其中最重要的三大主題為：適當的運動、充分的營養及愉快的心情。身體的活動是維持生命必要的條件，運動不但使心臟、肺、肌肉處於運作狀態，而透過神經控制肌肉關節來達到身體諧和的動作，心裡也產生了駕馭身體的舒適感，可以有效地減輕壓力、強化體能、及降低慢性疾病的發生。此外，營養素是身體能量的來源，因此從食物中均衡獲取營養是人體健康所不可或缺的。心情雖然不會直接影響身體的狀態，但是長時間的負面情緒卻可引發精神方面的疾病，間接影響神經的運作而造成生理上的不適，影響人體健康。因此這三大元素是保健醫學強調與落實的重點。

● 保健醫學的三大健康元素

愉快的心情

情緒影響的不僅是心理的狀態，也能透過自律神經及內分泌系統對人體造成生理上的影響，長期保持良好的心情才能達到最佳的健康狀態。

例如

人在恐懼或悲痛時，胃黏膜會缺血，胃酸停止分泌，可引起消化不良；而在焦慮及憤怒時，胃黏膜會充血，胃酸分泌增多，長期反覆下去，可導致胃潰瘍。

身心健康

適當的運動

適時、適量與適當的運動習慣，除了可以促進身體的體能與健康，也能提高心理的舒適狀態。

例如

運動可增強心肌功能、去除身體多餘的脂肪和熱量，以降低罹患冠狀動脈心臟病的危險因子。

充分的營養

適量均衡地取得各種營養素，提供身體組成及運作的能量，降低因營養不足或過多所造成的疾病。

例如

素食中，只有極少數食物含有維他命 B12。素食者若有五年以上不吃蛋或牛奶，通常會有如嘴巴和舌頭酸痛、月經不順等各種症狀，因此素食者可每週應服用維他命 B12 補充身體所需的養分。

運動有助於促進人體身體健康、心情愉悅，遠離疾病的威脅

要維持自身的健康狀態，選擇及培養適時、適量與適當的運動習慣，除了可以促進生理上的體能與健康，也能提高心理的舒適狀態，進而維持身心靈均衡的健全生活。

運動對健康有益，但要適量

現代人常有過胖、新陳代謝差、心肺功能不佳等身體狀態，與一些慢性病，如心血管疾病、糖尿病、關節退化等，都與缺乏運動有著密切關連。身體在運動時會增加心血管的壓力，讓血液輸出量提高，促進新陳代謝，減緩身體老化造成的心肺功能退化並強壯肌肉、消耗熱量以防止脂肪積聚。運動也可刺激大腦的腦幹增加血清素（使心情愉悅的神經傳導素），及多巴胺（使體力增強的神經傳導素），有助維持神經傳導素的均衡，讓大腦產生愉悅感，緩解壓力、提升心理舒適。

不過，運動講求適當，過與不及都會對身體產生不良的影響。運動過量反而會造成組織器官耗損，例如肌肉細胞經運動被拉傷後，身體如無適當休息而來不及將其修復，大量的肌球蛋白將溶解入血中，在腎小管中形成結晶，造成急性腎功能衰竭（俗稱橫紋肌溶解症），嚴重情況下可能會致命；運動姿勢不正確造成肘、腕關節的肌肉負荷太大，使肌肉疲勞而造成傷害，產成有疼痛、痠、無力症狀的「網球肘」疾病。

運動怎麼做才適當

每個人的體能狀況各有不同，適合的運動量也就不一樣，原則上應該考慮個人骨骼肌肉狀況與運動傷害的問題來選擇適合的運動項目，例如慢跑與有氧舞蹈雖然對增加肌耐力很有幫助，但對承重關節會造成衝擊力，若患有下肢關節炎或是體重過重的人就不適合；老年人應以溫和、不激烈為原則，例如散步、騎腳踏車等運動。醫學文獻已經證實最佳的運動頻率為每周至少三次，若是一周運動次數少於三次，則無助於改善心肺耐力。最佳的運動強度是以最大心跳率每分鐘二百二十下減去年齡來計算，需達到六〇％以上的心跳率。以三十歲心肺耐力普通人為例，其最大心跳率每分鐘一百九十下（220 − 30），適合的運動強度約為心跳率每分鐘一百一十四左右（190×60％）。

●適量運動的標準原則與對於健康的促進

適時、適量與適當的運動原則

❶ 選擇適合自己的運動，如慢跑、游泳等。

❷ 訂定合適的運動處方依據性別、年齡與體能，來調整運動時間（熱身五到十分鐘、主要運動二十到六十分鐘、緩和運動五到十分鐘）、運動強度與運動頻率。

❸ 運動時應注意服裝、器材、設備與環境。

❹ 身體的準備，如運動前先做熱身運動數分鐘，包括身體各重要關節的伸展運動及在原地跑步一兩分鐘，以適當提高體溫、心跳及呼吸。

❺ 心理認知上的準備，如專心使用運動器材，以防止危險發生。

❻ 正確的運動態度，不好強爭勝。

❼ 確實執行所訂立的運動計畫，持之以恆，如每週三次。

❽ 有效的運動是每周至少三次，每次達 30 分鐘的運動。

❾ 運動結束後需做數分鐘緩和運動，切勿立即完全停止運動，以防止運動傷害。

❿ 量力而為，依據身心狀態，可再慢慢將運動量增加。

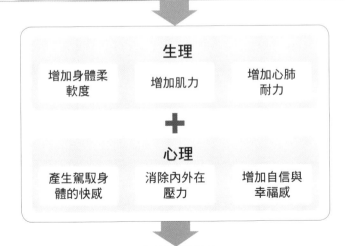

生理

增加身體柔軟度　　增加肌力　　增加心肺耐力

＋

心理

產生駕馭身體的快感　　消除內外在壓力　　增加自信與幸福感

減少慢性疾病與精神方面的疾病，有助人體身心建康。

攝取適量的營養素是維持身體健康的根本

身體各種成分的組成以及活動運作所需的能量，都要透過飲食才能夠獲取，因此適量與均衡地取得各種營養素與身體健康息息相關，過多或是缺乏某項營養成分都會造成身體負擔或是導致疾病發生。

營養失調可能導致疾病產生

人體為了維持生命，必須獲取外界的物質，轉化為自身可以利用的能量。日常的飲食即是獲取能量的主要來源，也是身體是否能夠正常運行的關鍵，這些身體所需的物質即稱為「營養素」。人體必需的營養素可分為五大類：碳水化合物、蛋白質、脂肪、礦物質和維生素。五大營養素的攝取量必須平衡，否則就會引起身體不適，出現過瘦或肥胖、營養不良、或各種因為缺乏某種特定礦物質或維生素而產生的疾病，例如壞血病是由於缺乏維生素 C 所引起的營養不良疾病，可造成皮膚、牙齦以及黏膜出血的症狀；若是缺乏維生素 B1 引起的腳氣病，則造成體重下降、精神萎靡、感官功能衰退及身體虛弱等症狀。

均衡的營養素對於健康的促進

每一種營養素對人體的運作有著不同的功能，從日常飲食中充足且適量地攝取五大營養素，是維持健康的不二法門。其中，**碳水化合物**是供給身體熱量的主要營養素，主成分為醣類，食物中的米、馬鈴薯等五穀根莖類都富含碳水化合物。**蛋白質**是構成人體細胞最重要的成分，亦為人體許多抗體、酵素、荷爾蒙等主要成分，食物來源有乳類、蛋豆魚肉類等食物。**脂肪**的功能在於供給熱量並保持體溫，保護內臟、關節免受損傷，及促進人體脂溶性維生素 A、D、E、K 的吸收，動植物油等是脂肪的主要來源。**礦物質**也是構成人體組織、維持正常的生理功能和生化代謝等的主要元素，像是鈣、氯、鎂、磷、鉀等成分，其中鈣是人體中含量最多的礦物質，儲存於骨骼與牙齒中，乳製品與豆類中都富含了鈣質。**維生素**是身體所需的微量營養成分，對身體新陳代謝有著調節的作用，缺乏維生素會導致嚴重的健康問題，但過量攝取卻會造成身體負擔，過量的水溶性維生素會隨尿液排出，但會增加腎臟的負擔，而過量的脂溶性維生素會積存在肝臟中導致中毒。

●營養均衡與健康的關係

熱能營養素			保全營養素	
碳水化合物	蛋白質	脂肪	礦物質	維生素
供給身體熱量，節省蛋白質與脂肪的利用。	細胞與人體許多荷爾蒙、酵素、抗體等的主要成分。	為身體提供熱量、保持體溫並保護內臟、關節免受損傷，及促進脂溶性維生素的吸收。	構成人體組織、維持正常的生理功能和生化代謝的主要元素。	身體所需要的微量營養成分，能調節身體新陳代謝的功能。

 米、麵包、馬鈴薯等

 乳類、蛋豆魚肉類

 奶油、動物油、植物油等

 乳製品、豆類、全穀類、魚類等

來源 蛋、乳製品、綠色蔬果等

相關疾病（熱能營養素）

碳水化合物

過多
會造成脂肪囤積，形成肥胖的問題。

不足
導致血糖下降，人體會開始使用蛋白質提供熱量，而造成肝、腎功能負擔；嚴重缺乏會出現昏迷現象、妨礙腦部健全發育，甚至死亡。

蛋白質

過多
會增加蛋白質的代謝產物如尿素、尿酸等，造成腎臟排泄時的負擔，同時也會讓鈣的排出量增加，長期會引起腎臟損害或骨質疏鬆症。

不足
影響身體正常的生長發育、肌肉耗損、抵抗力下降，以及傷口不容易癒合，容易再感染及復發。

脂肪

過多
造成肥胖，且會使血液中膽固醇沈積在血管壁，造成動脈血管硬化、血栓塞、中風、心肌梗塞等疾病。

不足
造成能量攝取不足、細胞膜功能不全、生長遲鈍、脂溶性維生素不能被吸收、身體組織結構變脆弱及器官的保護作用喪失。

相關疾病（保全營養素）

缺乏鈣質
成人可能會造成骨質疏鬆症，兒童會產生佝僂病。

缺乏磷
會造成低磷性佝僂病和骨質流失等症狀。

缺乏碘
容易造成甲狀腺腫大、胎兒發育不良及智能不足。

缺乏鋅
會造成食慾不振、味覺遲鈍、傷口癒合緩慢。

長期缺乏鐵
會引發缺鐵性貧血，容易疲勞與受感染。

缺乏維生素 A
容易導致夜盲症、上皮細胞和皮膚乾燥及角質化。

缺乏維生素 D
容易導致兒童佝僂症及成人軟骨症。

缺乏維生素 E
嬰兒會導致貧血，兒童和成人導致神經病變和肌肉疾病。

缺乏維生素 B1
導致食慾不振、生長遲滯，若長期缺乏，易罹患腳氣病。

心情對生理的影響

情緒會影響生理造成疾病，學習控管情緒才能達到身心健康

一笑不只解千愁，因為情緒所影響的不僅是心理的狀態，也能夠透過自律神經及內分泌系統對人體造成生理上的影響，因此若是能長期保持良好的心情，不管在心理與生理上，都能達到最佳的健康狀態。

心理狀態會影響生理，造成精神疾病

心理、身體及腦神經之間是相互連結的，身體的生理運作雖然是由腦神經在管控，但是心理因素也會間接影響到生理運作，例如當心理感受壓力時，會使交感神經活化，交感神經促使腎上腺素的分泌變多，腎上腺素的上升會促進心臟收縮、心跳加速、血壓上升，迅速提升生物能量的供應及增加基礎代謝率，讓身體有足夠的能量來應付外界的壓力。心理感覺憂鬱時，可能會影響睡眠品質，而導致身心無法得到完整的休息，造成疲勞的症狀。由此可知，心理的狀態其實時時刻刻都與生理交互作用著，相反地，生理上的不舒服與疼痛也會造心理不適、情緒低落。因此精神疾病除了生理上的因素外，心理狀態也是很重要的影響因子，像是憂鬱症的發生除了可能是先天體質上的病變，如神經元異常的原因之外，後天長期沈浸於憂鬱情緒中，也是引發心理認知失調的重要關鍵因素。對於健康的促進不能只單獨地著重於生理方面，必須兼顧心理健康才是真正的身心健全狀態。

心情愉快有助於身體健康

每個人的情緒都與自身的個性息息相關，個性急躁的人往往情緒容易緊張、易怒，因此也會影響到生活作息與飲食習慣，例如長時間的肌肉緊張或是吃飯速度過快，往往會導致身體的慢性受損，像是情緒性肌肉疼痛引發的胃痛，或是消化道因情緒性的肌肉痙攣引發的腸胃脹氣等。情緒會透過自律神經及內分泌系統對人體造成生理上的影響，所以一個人如果能維持好的心情，保持樂觀積極的精神狀態，就能防止自身情緒所造成的生理傷害，提高面對困難時的抗壓性，並促使自己保持健康的狀態。例如能夠充分享受生活、舒解壓力和悲傷、努力實現目標，以及與人維持良好關係等，藉由這些途徑，可以提升心情的愉悅感與心理健康狀態，因此也相應地能夠促進身體的健康。

●心情如何影響生理健康

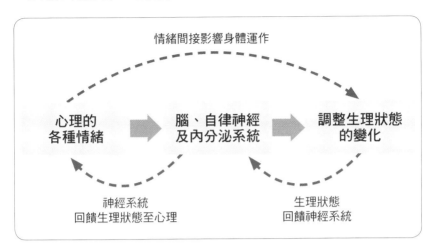

以面對工作壓力為例：

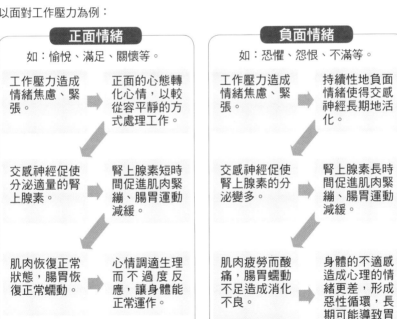

打破時空的限制——遠距醫療

　　醫院是病患求診時的必要場所，但是對於居住於偏鄉城鎮缺乏醫療資源的民眾，或是行動不便的患者，光是抵達醫院這件事，就需經過一番舟車勞頓才能完成。因此，現今臨床醫學為了解決距離造成醫療困難的問題，發展出了「遠距醫療」這項解套方法。遠距醫療又稱為遠程醫療，這是目前正在發展中的醫療技術，透過現今進步的電腦硬體及通訊技術，再結合醫療專業技術，讓醫師可以與病患遠距離互動，進而達到診療及照護的目的。

　　遠距醫療基本上包含了三個面向：一是資料的儲存及轉送，讓記錄病患生理狀況的資料利用網路傳輸，可在患者和醫療平台轉送接收；二是遠端網路監控病情，及時監控以爭取診療的時間；三是互動式服務，當病患有需求時，可及時給予病患基本的醫療處置。舉例來說，遠距醫療可讓病患在家透過監測血糖、血壓、心跳、心電圖等基本生理數據，並利用網路將訊息傳遞，醫護人員可在監控中心判讀數據是否有異常，再透過電話或視訊給予個人化的照護指引。

　　遠距醫療的發展除了著重於缺乏醫療資源的地區外，也應用在老年人、慢性病患者或是行動不便者的居家照護。現今高齡化的社會，慢性病的長期照護已成為主要的醫療型態。遠距醫療的優點在於可以輔助家庭照顧者的照護能力，以及改善慢性病患者的生活品質，縮短住院醫療的時間與成本，透過通訊傳輸，受照護者在家中的生理及生活資訊，更能全面地被觀察，提升照顧安全的品質。

　　隨著現今醫學知識的普及與提升，更多的病患也能夠透過自我管理健康，來達到疾病預防的目的，所以遠距醫療也提供了良好的醫療資訊來源，並能隨時給予患者適當的醫療建議。除此之外，對於一些需要緊急醫療與救援的情況，遠距醫療也能做為緊急通報、緊急救援系統聯繫、及居家安全服務等用途，可以避免病患在家中出現意外而無人照應的情況，減少延誤就醫的時間。現今通訊技術的進步，並搭配各種遠距醫療的服務方式，以及各醫療器材公司所發展出的家用醫療監控產品，相信未來的醫療科技能帶給人類更好的生活品質。

第 9 章

傳統醫學

——古人的智慧

中醫是中國文化及哲學觀念相互結合的傳統醫學，天人合一與陰陽五行的概念貫穿中醫整體中心思想。現今中醫知識的發展與傳播，除了傳承傳統的醫學知識外，更需將中醫科學化才能將它發揚光大。

西醫的科學方法與中醫重哲學思維，創造出不同的醫療方式

西醫著重於生理功能與疾病之間的分析與推理因果關係，而中醫著重了解人體與自然界整體間的平衡協調性，雖然診斷與治療方式均有所不同，但目標都是為了恢復病患正常生理運行。

中醫學起源於陰陽五行的概念

中醫學結合了中國古代的宏觀哲學思想與醫學實踐經驗，主要研究人類生命活動中健康與疾病的轉化規律、預防、診斷、治療、康復和保健等方面。《黃帝內經》是目前可知最早的中醫理論，在此基礎上經過幾千年來的傳承、發展，不斷地修正而日漸完善。

中醫學以中國哲學中對大自然的思維，如陰陽及五行（木、火、土、金、水）的物質觀來鋪陳理論，人體即是氣、形、神的統一體。中醫學認為人是具體而微地呈現大自然運行原理的精妙結構，陰陽二氣在人體內相互對立而又相互依存，並且無時無刻不在運動與變化，當二氣處於動態平衡狀態時，表示人體呈現出正常的健康生理狀態；當動態平衡受到破壞，便會產生疾病。醫師可由望（視覺診察）、聞（聽與嗅覺診察）、問（詢問病情）、切（觸覺切按脈搏）的四診方式，探求患者病因、並進行各種治療。治療方式有一般內服藥物的內治法，又有藥物外敷、熱熨、熏洗等外治法等，種類繁多，而且依據醫師個人素養與臨床經驗，即使面對同一病患，採取的治療方針也會有所不同。

西醫與中醫的比較

西醫著重於科學邏輯理論，在了解疾病如何產生症狀的因果關係後，運用藥物或手術來根除病原以治癒疾病。而中醫著重於中國哲學的「天人合一」，認為人的生命活動和疾病的發生就如同自然界會有變化一樣，因此可運用調和陰陽二氣的方式對人體進行治療。西醫的特點在於善用科學根據探討生理的運作模式，以解決影響疾病的源頭。中醫則是重視人與自然的完整性，根據每個人的體質和發病的現象，因時制宜地選擇治療方式。中西醫理論的出發點不同造成二者有極大的差異，但目標都是讓人類的健康能夠更為完善。

●西醫與中醫診斷與治療的差異

	西醫	中醫
基本理論	從宏觀的整體生理開始探討，經由科學的進步而往微觀的方向深入研究，對各種生理問題進行分析與實驗驗證。	中醫理論體系以《黃帝內經》的整體理論為基礎，經過幾千年來的發展，不斷地補充和修正而日漸完善。
人體認知	區分及定義身體各部位的功能與相關性，依科學發展將人體細分為系統→器官→組織→細胞→基因；以此了解正常的生理運行，來逆推論出致病因素。	人與自然界是個天人合一的整體，由陰陽二氣所構成；人會生病都與自然界的各種變化導致陰陽失衡有關。
	⑩認為糖尿病是遺傳因素、肥胖體質、體內代謝失調、內分泌失調、胰島素減少或不足等因素，導致血糖過高所造成。	⑩糖尿病古稱『消渴病』，因先天不足，素來體陰虧欠，多由過食肥甘等因素，引起陰津虧耗，造成五臟五行不平衡，導致內臟功能紊亂。
診斷方式	藉由病史記錄、問診、理學檢查、實驗與影像檢查等，綜合以上各種資訊及數據，以邏輯推理方式辨清疾病的原因、性質、部位，以診斷病原為何，再訂立治療方針。	採取望、聞、問、切四診收集到的資料和症狀，通過綜合分析以辨清疾病的原因、性質、部位，以判定為何種「證」（疾病產生的原因），以探求疾病的本質。
	⑩●臨床上糖尿病有多飲、多食、多尿、容易疲勞等症狀。 ●使用75克葡萄糖，在患者食後二小時，測量兩次的血糖值是否高於200毫克以上，來確認患有糖尿病。	⑩●將消渴症分為『上消、中消、下消』三大類。 ●上消症：飲水多而小便少，屬肺燥。中消症：食穀多而大便堅，屬胃熱。下消症：飲水隨飲便下，小便味甘而白濁，屬腎虛。
治療方式	主要可分為以藥物治療為主的內科，與手術為主的外科。隨著生物醫學的進步不斷開發出新的療法，例如基因療法等。	治療手段和方法豐富，有內服藥物的內治法，亦有藥物外敷、熱熨等外治法，以及針灸、拔罐、推拿等非藥物療法，還有藥膳的日常食品療法等。
	⑩治療方式主要是以胰島素與飲食控制來控制血糖，配合降糖藥物或者胰島素補充相互結合，以治療糖尿病。	⑩治療是依不同的病程，以滋陰清熱、補腎活血、清熱利濕等方式相互配合與應用。常用藥物如黃耆、人參、山藥和玉竹等。

疾病是體內陰陽與五行運行失調所造成的

複雜的生理現象及疾病症狀，若是沒有適當的理論做為依據，是難以清楚地理出頭緒的，中醫學即是透過中國古代的中心哲學「陰陽及五行學說」，來解釋複雜的生理及致病機理。

生理現象能以陰證和陽證兩大證型來進行分類

陰陽學說是中國哲學重要的觀念核心，古代人們體認到各種事物無不存在著對立的陰與陽二類，例如日屬陽、月屬陰。陰陽學說也被運用在中醫裡，例如在人的形體和器官組織的生理結構上，在上者為陽、在下者為陰；體表為陽、體內為陰；四肢為陽、軀幹為陰；背屬陽、腹屬陰；外側為陽、內側為陰；五臟屬陰、六腑屬陽；器官的功能屬陽，形體屬陰。人的生理是不斷地陰與陽協調消長的過程，當陰陽失調時，就會生病，各種病理現象的基本表現亦可用陰、陽兩大證型來分類，在診斷出疾病屬性後，再以不同陰陽屬性的藥物來調整生理上失調的陰陽平衡。治療時可對陽證用陰藥，即是熱者寒之；對陰證用陽藥，即是寒者熱之；此外還可用不足則補，有餘則瀉，如陽盛陰衰的陽證，可以用滋陰藥物補陰氣，也可用活血祛瘀的藥物將陽氣瀉除。由此可知，中醫學裡的各種推論或方法運用莫不可從陰陽學說來解釋。

五行相剋與相生的規律

五行——木、火、土、金、水，是中國古代人認為構成大自然的五種根本要素，代表中國傳統思想中的物質觀念。隨著這五種要素相互之間的盛衰變化，使得大自然生生不息、宇宙萬物循環不已。五行的觀念認為所有事物之間的關連，都可歸納為「對我有害、對我有利、我對其有利、我對其有害」這四種利害關係的基本模式。根據這樣的利害關係，能將五行歸納出彼此有利的相生規律、和彼此有害的相剋規律。五行相生的規律為「木生火，火生土，土生金，金生水，水生木」，五行相剋的規律則是「木剋土，土剋水，水剋火，火剋金，金剋木」。中國哲學理論的核心便是依據「天道生陰陽，陰陽成五行，五行成萬物」，而萬物的存在方式和彼此關係一直在追求一種「和諧狀態」的公式運作。中醫學將陰陽與五行學說引入，以此解釋與分析複雜的生理與疾病。

●五行學說的基本原理與相對應的位置

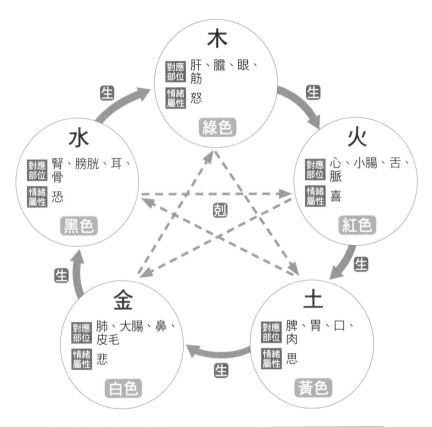

例① 以腎為例

● 腎在五行中屬水，負責與水有關的功能，故恐懼的情緒與腎病會引起身體水液失衡，造成小便失禁。

● 五行中，金生水，肺主出氣，腎主納氣，陰陽相交，調節人體呼吸運動，因此只有肺、腎功能相互協調，才能維持正常的呼吸運動。

● 水剋火，因此腎臟剋心臟，表示腎臟能管理與控制心臟，治療心臟病，要從補腎做起。

● 黑色入腎，食用黑色食蔬，如黑豆、黑米、黑棗等，有助提高腎、膀胱的新陳代謝功能。

例② 以肝為例

● 肝在五行中屬木，控制氣的疏通，如盛怒，肝會受到負面的影響，從而面色會顯得青暗。

● 五行中，水生木，腎藏精，肝藏血，因此腎精可化生肝血，此即腎水滋養肝木。

● 木克土，因此肝的舒暢，可以疏洩脾的壅滯；肝有病會影響到脾胃，所以肝病表現的症狀初期都是胃腸的毛病。

● 青色入肝、膽，食用綠色食蔬，如菠菜、包心菜等含有益肝臟健康的葉綠素和多種維他命。

四診確認疾病症狀＋八綱歸納病因，是中醫診斷的憑據

中醫透過「望、聞、問、切」此四診來收集病患的症狀，再經過「八綱辨證」將疾病共通性辨證為八大類「表、裡、寒、熱、虛、實、陰、陽」，以此分析診斷出疾病的致病因素，進而規畫治療方式。

四診：望、聞、問、切

疾病的診斷不能只靠憑空想像來推測致病原因，必須有所憑據，中醫學也獨樹一格地發展出一套診察方式，讓醫師能夠觀其外而知其內。四診是中醫診察疾病的基本方法，包含了望診、聞診、問診、切診，通過四診可以診察疾病顯現各方面的症狀，以了解與推測疾病的病因、性質及其與內臟狀況的關連。醫師運用視覺來觀察病人的氣色、形態的變化，稱為**望診**；依據聽覺與嗅覺來辨別病患的聲音、氣味和呼吸的變化，稱為**聞診**；詢問病患的病情和相關的症狀，稱為**問診**；運用觸覺切按病患脈搏，以了解病患脈像跟肢體的變化，稱為**切診**。望、聞、問、切各有其獨特的診察作用，需互相聯繫、互相補充，但是不能相互取代，在臨床上必須結合運用，互相參證，才能全面與系統性的了解病情，也就是所謂「四診合參」的意義。透過四診交參的診斷，進而為八綱辨證提供治療的依據。

八綱辨證：表、裡、寒、熱、虛、實、陰、陽

醫師透過四診收集病患的病症之後，接著必須歸納分析出病症的類型。人體生理功能發生異常時，不同症狀可能同時出現或先後出現，雖然症狀呈現的型態可能千變萬化、錯綜複雜，但有一定的規律可循，而且症狀與症狀之間也有密切的關連。中醫裡的「辯證學」即是藉由對症狀的辨認分析，來了解疾病的本質，進而評估出適當的治療方式。「八綱辨證」是中醫認識疾病共通性的辨證方法。**八綱指「表、裡、寒、熱、虛、實、陰、陽」**八個辨證的綱領，其中陰、陽是總綱，分別概括其他六綱，即陰證包括裡、虛、寒證，陽證包括表、實、熱證。基本上八綱可以概括一切疾病的症狀，再結合臟腑、經絡、病因等基礎理論進行綜合分析，醫師就能辨別病變的位置、致病原因以及嚴重程度。

● 中醫診斷的原理與流程

先以四診收集病患症狀

運用視覺來觀察病人的氣色與型態變化。

 以聽覺與嗅覺來辨別病患的聲音、氣味與呼吸變化。

疾病症狀

詢問病患病情與相關的症狀。

 切按病患脈搏，以了解病患脈象與肢體變化。

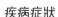

再以八綱識病

辨別疾病整體上是屬陰證或陽證

①陽證
體內陽氣亢盛，正氣未衰的證候，以身發熱、惡熱、四肢溫暖、煩躁口渴、脈數有力等為主證。

②陰證
體內陽氣虛衰、陰偏盛的證候。以身畏寒、不發熱、四肢冰冷、精神萎靡、脈沉無力或緩慢等為主證。

辨別疾病的性質

③熱證 → 陰虛或熱盛
感受熱邪，或陽盛陰衰，身體機能、生理活動亢奮所表現的證候，主證為發熱、面紅目赤、咳痰黃稠等。

④寒證 → 陽虛或寒盛
指感受寒邪，或陽虛陰盛，機體生理活動衰減所表現的證候，主證為畏寒、形寒肢冷。

辨別病變部位深淺和病情輕重

⑤表證 → 皮毛、肌腱與經絡
從體表皮毛、口鼻入侵所致的疾病，在肌膚、經絡部位的一些證候，具有起病急、病程短、病位淺和病情輕的特點。

⑥裡證 → 臟腑、骨髓與氣血
指內傷七情、飲食、勞倦等導致臟腑、氣血、骨髓等病變的證候，具有病程長、病位深、病情重的特點。

反應病理變化的過程

⑦實證
以邪氣充盛、積滯為主，但正氣尚未衰虛，仍有充分的抵抗力，主證為高熱、面紅、煩躁、腹脹滿疼痛等。

⑧虛證
反映人體正氣虛弱、不足而邪氣不明顯，主證為面色蒼白或萎黃，精神萎靡。

診斷出疾病的位置、性質與嚴重程度

中醫藥物依照四氣五味分類，以「君臣佐使」做為處方原則

每種藥物都有其性味，中醫將藥物分類為寒熱溫涼四氣及辛甘酸苦鹹五味（又稱性味），醫師除需了解藥物的性味之外，適當運用《黃帝內經》所提出的「君臣佐使」中醫藥處方原則，以達到治療病症的功效。

藥有辛甘酸苦鹹五味與寒熱溫涼四氣

四氣五味是傳統的中藥分類方法，除藥材外，多數食材也因有其性味而被中醫認為是藥材而加以分類。四氣五味理論最早載於《神農本草經》，其序錄說明：「藥有辛甘酸苦鹹五味，又有寒熱溫涼四氣」。所謂**四氣**可分為寒、熱、溫、涼四種藥性，**寒涼**性藥一般有清熱瀉火解毒的作用，用來治療熱性病症，例如菊花有疏散風熱的效果；**溫熱**性藥一般有溫中助陽、散寒作用，用來治療寒性病症，例如紅棗有補氣養血的效果。藥物又可分為辛、甘、酸、苦、鹹**五味**，**辛味**有發散、行氣、行血作用；**甘味**有補益、和中、緩急等作用；**酸味**有收斂及固澀作用（固氣與固本）；**苦味**有瀉火和燥濕（祛除濕邪）的作用；**鹹味**有軟堅散結及瀉下作用。由於每一種藥物都具有性和味，性與味也顯示了藥物的性能，因此兩者必須綜合起來看，醫師自然也必須認識和掌握每種藥物的全部性能，才能準確地運用藥物。

「君臣佐使」運用的方式

醫師除需了解藥物的性味之外，如何搭配使用各種藥物來達成治療效果，也是重要的一門學問，其中以「君、臣、佐、使」的用藥搭配原則為代表。君臣佐使是《黃帝內經》提出的中醫藥處方原則，主要從歷代累積的用藥方法、藥物相互關係中，總結出具有通用意義的處方指南。**君藥**是針對主病或主證治療的藥物，其藥力為處方中最強，用量亦較多，每個方劑中君藥是首要且不可或缺的藥物。**臣藥**指輔助君藥治療主證，或主要治療兼證（主證未除，又出現新的症狀）的藥物。**佐藥**是指可配合君藥或臣藥治療兼證，或抑制君藥或臣藥的毒性；相反地，**反佐藥**是與君藥性味相反而又能在治療中起相成作用的藥物。**使藥**指可引導諸藥直達病變部位，或調和諸藥的藥物。方劑之中，君藥必不可缺，而臣、佐、使三藥則可視病情與治法要求及所選藥物的功用，酌情調配或刪除。

●中草藥的四氣五味

君藥
針對主病或主證治療的藥物，是首要且不可或缺的藥物。

佐藥
可配合君臣藥、或抑制君臣藥的毒性、或與君藥性相反，卻能在治療中起相成作用。

依據《黃帝內經》的中醫藥處方原則

臣藥
輔助君藥治療主證或兼證。

使藥
可引導諸藥直達病變部位，或調和諸藥的藥物。

四氣

屬陽

溫
祛寒補虛、減輕寒症。

代表藥物 白丁香、紅棗、黃耆、當歸、川芎。

熱
祛寒、減輕或消除寒證。

代表藥物 雙眼龍、肉桂、白降丹。

寒
清熱解暑、減輕或消除熱症。

代表藥物 金銀花、黃連、大黃、生地黃、芭蕉根。

屬陰

涼
降火氣、減輕熱症。

代表藥物 羅漢果、菊花、西洋參、白背三七。

五味

屬陽

辛
「能散、能行」，即具有發散、行氣、行血的作用。一般來講，解表藥、行氣藥、活血藥多具辛味。因此辛味藥多用治表證及氣血阻滯之證。

代表藥物 薄荷、川芎、茴香、肉桂。

甘
「能補、能和、能緩」，即具有補益、和中、調和藥性和緩急止痛的作用。一般來講，滋養補虛、調和藥性及制止疼痛的藥物多具有甘味。甘味藥多用治正氣虛弱、身體諸痛及調和藥性、中毒解救等幾個方面。

代表藥物 人參、甘草、紅棗、黃耆。

屬陰

苦
「能瀉、能燥、能堅」，即具有清瀉火熱、瀉降氣逆、通瀉大便、燥濕、堅陰（瀉火存陰）等作用。一般來講，清熱瀉火、瀉火存陰的藥物多具有苦味。苦味藥多用治熱證、火證、陰虛火旺等證。

代表藥物 黃連、白果、杏仁、大黃。

酸
「能收、能澀」，即具有收斂、固澀的作用。一般固表止汗、斂肺止咳、澀腸止瀉、固精縮尿的藥物多具有酸味。酸味藥多用治體虛多汗、肺虛久咳、久瀉腸滑、頻尿等證。

代表藥物 五倍子、五味子、山楂。

鹹
「能下、能軟」，即具有瀉下通便、軟堅散結的作用。一般來講，瀉下或潤下通便及軟化堅積、消散結塊的藥物多具有鹹味。鹹味藥多用治大便燥結、痰核等症。

代表藥物 大青葉、玄參、紫草、白薇。

刺激反應人體疾病的經絡穴位，促使氣血運行通暢

中醫運用針灸與推拿的治療方法，搭配特有的臟腑經絡穴位的學說，用以疏通患者阻塞的經絡，以促進氣血循環，進而使經絡系統恢復正常，病症可因此得以治癒。

針法治療急性病＋灸法治療慢性病

中醫學認為經絡是人體中聯絡臟腑與肢體，用來運行氣血的通路，大者為經脈，經脈的分支為絡脈。血行於脈中，氣行於脈外，人體的生機是靠氣血的運行來維護與取得營養。針灸是採用針刺或火灸人體穴位，通過刺激穴位改善經絡中氣的流向來治療疾病。針與灸是二種治療方法，大多用針法來治療急性病，而用灸法來治療慢性病。

中醫學針灸治療的理論基礎認為，人體中的經絡系統負責輸送全身的氣血及血液等物質在體內循環，使身體中的各個組織與器官保持平衡與穩定。當經絡系統出現阻塞不通的情況時，會影響這些物質的循環及輸送，使各種產生病變的因子得以侵入，人體便會開始出現異常。運用針灸插進人體，可引起人體自身的反應，加強氣血循環，疏通經絡的阻塞，使經絡系統恢復正常，病症因此得以治癒。推拿的原理類似針灸，差別在於使用按摩的方式，在患者皮膚肌肉的點、線、面上來回推拿，以疏通患者經絡，促使氣血運行通暢，進而達到治癒病痛的目的。

人體經絡穴位的分布

穴位是人體經絡通路上，氣血匯聚、轉輸與出入之處的特定位置。這些穴位分布在四肢、軀體的表淺處，對應著與臟腑相關的各種疾病，利用針灸推拿等刺激不同穴位，可緩解疾病症狀。由於人體組織和器官具有縱向分布的特點，因此與其相對應的經絡網路結構，形成了縱向的主幹和橫向的分支，呼應著相關連的組織和器官，形成連動、相互調控的關係。中醫學定義出人體五臟六腑的「正經」經絡系統共計十二條，加上身體正面中央的「任脈」、背面中央的「督脈」各一條特殊經絡系統，加計後共為十四經絡，而其上面所排列著的人體穴位，稱為「正穴」，全部共有三百六十五處。

●經絡與穴位的關係

加上身體正面中央的任脈和背面中央的督脈,共為十四經絡。

- ●經絡是人體聯絡、運輸和傳導氣血的通道,共十二條經脈主幹,被稱為「正經」。
- ●經脈上有著穴位,是氣血匯聚與出入的位置,可對應到相關臟腑部位,因此能反應各臟腑的生理或病理變化,用來做為針灸推拿等醫學臨床的刺激點。
- ●十二經脈主要根據相對應的臟腑、手足(上下肢)、陰陽來命名。

十二正經絡 呼應著不同臟腑	類別 又分為六條陰經與 六條陽經	對應部位 手足各有兩組三陽 及三陰經絡	名稱
肺經	太陰	手(上肢)	手太陰肺經
心經	少陰		手少陰心經
心包經	厥陰		手厥陰心包經
大腸經	陽明	手(上肢)	手陽明大腸經
小腸經	太陽		手太陽小腸經
三焦經	少陽		手少陽三焦經
脾經	太陰	足(下肢)	足太陰脾經
腎經	少陰		足少陰腎經
肝經	厥陰		足厥陰肝經
胃經	陽明	足(下肢)	足陽明胃經
膀胱經	太陽		足太陽膀胱經
膽經	少陽		足少陽膽經

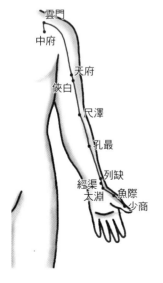

雲門
中府
天府
俠白
尺澤
孔最
列缺
經渠
太淵
魚際
少商

以十二正經之一的手太陰肺經為例

Step ① 患者有肺部脹滿、氣喘、怕冷,少氣等症狀。

Step ② 中醫認為肺負責調節全身的氣及呼吸活動,故推斷是肺經病變導致與肺有關的呼吸問題。

Step ③ 中醫師選擇以針灸來治療病患。

Step ④ 針對反應肺臟的手太陰肺經,如中府、雲門等 11 個穴位施以針灸治療,解決肺部疾病症狀。

在中醫學的經驗法則中加入科學方法，提升中藥的療效與保障

中醫學是中國經過千年歷史所傳承下來的結晶，對於中草藥的實際功效雖然不能完全盡信，但仍具有一定的參考價值，可經由現代西醫的科學研究方式進行驗證，以佐證中藥的功效。

中醫是古人的經驗法則

傳說在公元前三〇〇〇多年，中國的軒轅黃帝寫下第一部醫學著作《黃帝祝由科》，後代世人以這部醫藥著作為基礎不斷增補修改，逐漸形成了其後的《黃帝內經》和《黃帝外經》，並將純粹的醫藥內容分離出來，形成了後來的中醫學。中醫是經歷幾千年的歷史結晶，雖然後來西方醫學的興盛，也讓現代人發現中醫有些不合時宜的理論，像是感冒是由於染上風邪造成的疾病，但實際上感冒大多是由病毒感染所造成，與風或受寒並沒有絕對的相關性。但中醫的治療方法是經過歷史洗禮後，去蕪存精的經驗法則，確實有一定的療效，再加上多元化的醫療方式可選擇、且療程溫和，因而成為現代人另一種醫療選擇，而中草藥的實際作用機制與療效，也頗值得西方醫學參考。

中醫科學化的步驟

現今科學觀念要求質量上的精確標準，西方醫學對每種藥物希望能愈具單一性精準愈好，如此才易控制藥的劑量及時效、掌握藥物作用部位與機制，來確認藥物的安全性，及是否會與其他藥物交互作用。這樣的概念也被思考如何運用在中藥上。然而中藥科學化有其難處，中藥成分複雜，難以確定其有效成分及藥效影響，就算是單一味藥，成分就已非常複雜，而中藥又多為複方組成，在煎煮加工過程中，交互產生變化更是難以預料。現今所謂中藥科學化，是至少必須有二項必要的研究數據，第一部分是確認中藥材裡面的化學成分；第二部分是了解這些化學成分的藥理作用，二者相加才能確定這一種中藥材的療效功能。因此現今中藥科學化的工作，必須以有機化學的分析，確定其組成成分的化學結構式在生物體內的作用物質及機制為何，再以動物實驗找出標準的安全範圍，實際通過人體的臨床試驗，才能針對其療效或是副作用，提供詳確的統計學數據。

● 中藥科學化的流程

| 中藥功效的科學流程 | 以人蔘功效為實例 |

Step 1 確認成分

將中藥的化學成分進行分離純化為單一物質，經有機化學的分析，確定其組成成分，及各單一成分的化學結構式。

 傳統文獻中，人蔘的功效為大補元氣，尤其善於補肺補脾，能有助改善氣虛引起的疲乏無力、少氣喘促、自汗（不停出汗）等症狀。化學分析人蔘中主要成分為人蔘皂苷與人蔘多醣。

Step 2 功效及機轉

分別將單一成分，反覆進行各種實驗，驗證是否具有文獻所記錄的功效，若有實際功效，其藥物的運作機制又為何。

 人蔘皂苷用於癌症、免疫反應、動脈硬化、高血壓、糖尿病以及中樞神經系統反應的研究，探討其對不同機制的促進或抑制作用。

人蔘多醣主要含有酸性雜多醣和葡聚醣。雜多醣主要由半乳醣醛、半乳醣、鼠李醣和阿拉伯醣構成，且含有部分的多醣體，可用於調整免疫、抗腫瘤、抗潰瘍及降血糖等藥理作用的研究。

Step 3 標準安全範圍

將真正具有功效的成分，以動物實驗找出標準劑量的安全範圍，並設計適當的給藥劑量。

 目前人蔘皂苷經動物實驗，已發現可作用在肝臟，可降低 GOT、GPT，降低肝臟負擔、恢復肝臟機能。

Step 4 人體試驗

將有功效的成分，對人體做臨床試驗，記錄其療效或副作用，將詳確的統計學數據，提供醫療人員及病患參考。

保健產品通過降低血清中 GOT、GPT 含量和增加血清中白蛋白含量等功能的認證，但仍無明確地實際運用於西醫的臨床治療。

老藥新用途——銀杏的功效

　　大約一億多年前的侏羅紀後期，銀杏類植物就已廣泛分布於地球上，而現在的銀杏是古代銀杏門植物中唯一繁衍至今的成員，因此又被稱為「活化石」。銀杏葉為銀杏的葉子，又名白果葉，據《食療本草》記載，銀杏葉可用於心悸怔忡、肺虛咳喘等病症。關於《食療本草》這本書，其為公元七世紀唐朝的孟詵所撰，由此可知銀杏早在一千多年前就被中國人視為藥物來使用，主要治療氣喘及支氣管炎等。然而銀杏的功效卻是被德國人所發揚光大。

　　六〇年代，德國科學家經科學實驗發現銀杏葉中以黃酮為主的有效成分，具有維持毛細血管通透性、擴張冠狀動脈、恢復動脈血管彈性、營養腦細胞及其他器官的作用，而且還有使動脈、末梢血管、毛細血管中的血質與膽固醇維持正常機能的功效。除此之外，歐美對於銀杏還進行了其他用途的藥理研究，目前銀杏製劑在德國及法國已是排名第一的藥物，全球的年銷售額已經超過一億美元。

　　銀杏葉中的主要成分為銀杏酚酮配醣體，其主要的臨床藥理效果為末梢血管擴張作用、增加腦循環的血流量、增強組織對缺血狀態的耐受性（忍耐能力）、改善血液循環、調整適當血壓等，因此可用於治療末梢血管病變及末梢循環障礙，如暈眩、耳鳴、四肢僵麻等症狀；另外，對於腦機能衰退也有良好的效果，如改善集中力散慢、記憶力退化等症狀。世界衛生組織（WHO）也已確認銀杏能改善部分腦部相關疾病，如生理及心智機能老化、腦部缺氧、智力降低、老化痴呆及阿茲海默症。

　　從銀杏功效的實例，我們可以體認到老祖宗所使用的許多中草藥，其功效是值得現今的醫學再深入地進行研究，或許也會發現更多能夠應用的藥效。國際商業世界最具影響力的刊物之一《哈佛商業評論》在二〇一三年的報導中預測未來二十年最重要的四大產業，除了生物科技、網路與行動通訊外，中草藥科學化也名列其中，因此未來中草藥的科學化可以稱得上是商機無限，值得世界各國的研究單位以及藥廠來進行研究與開發。

第 10 章

輔助及另類醫學
——他山之石

在醫學領域中，除了當今主流的西方醫學外，其他還有許多醫療方式，有的源自於各地域的傳統醫學、有的源自於各種崇信自然的治療能量，稱為輔助醫學、或另類醫學。

輔助及另類醫學

主流西醫之外的各式醫學體系，強調人的自癒力

長久以來，輔助醫學及另類醫學一直是各個不同地理、歷史背景中的人用來治療自身疾病的方法。雖然現今的主流西方醫學發展成果斐然，但仍應廣納其他醫療方式的優點，提升醫學品質。

強調自癒能力，不用化學物質及外力侵入的醫療

目前普及於全世界的主流醫學，是以近代歐美醫學為核心建立的醫學系統。相對地，世界各地不同的民族因應迥異的地理環境，長久以來為解決疾病而累積了各種豐富經驗和資料。這些在西方主流醫學之外的醫學，一般統稱為輔助醫學、或另類醫學。由於長久以來在各文化中獨自發展、不相統屬，所以體系相當龐雜，但基本上大抵強調人本身的自癒能力，不用化學物質及外力侵入式醫療，所以又稱為自然醫學。雖然西醫是目前正式醫療體系的主流，並由各國家的衛生政策來推動其制度化，然而現今西醫體系也遇到一些困境，例如醫療昂貴化、癌症及慢性病療效不彰等問題，因此輔助醫學及另類醫學也應被視做他山之石，改進西醫的不足、使醫學能更加燦然大備。

注重患者的自主權與生活品質

美國國家輔助及另類醫學中心（NCCAM）是最早將西醫主流之外的各式醫學整合起來、定名「輔助及另類醫學」的機構，並且認為人體是一不可切割的有機體，情緒、身體和精神是三位一體的關係，應用到治療方法上，由自身發揮自癒的本能，達到身心的平衡與健全。

相對於輔助及另類醫學強調全人的概念，西醫則是偏重疾病的治療過程。在面對病患時往往會有見病不見人的醫療方式及態度，使得人被物化，再者，醫師是治療疾病的權威，讓病患不敢隨意撼動醫師所下的診斷及治療方針，因此對於自身的病情也只能任人宰割。輔助及另類醫學之所以始終沒有被主流西醫取代，而持續發展著，其一重要原因即是病患能對自我健康照護擁有自主權，尤其是老年人患病時，幸福感與生活品質的需求，可能比延長壽命更為重要。而西醫的醫療方式造成了不平等的醫病關係，所以較難滿足希望被尊重的需求。

●輔助及另類醫學的起源

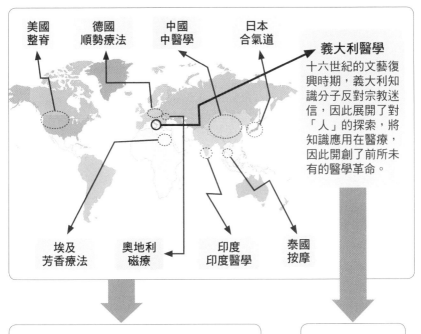

美國
整脊

德國
順勢療法

中國
中醫學

日本
合氣道

義大利醫學
十六世紀的文藝復興時期,義大利知識分子反對宗教迷信,因此展開了對「人」的探索,將知識應用在醫療,因此開創了前所未有的醫學革命。

埃及
芳香療法

奧地利
磁療

印度
印度醫學

泰國
按摩

來自世界各地的傳統醫學,體系龐雜,強調自癒力,尋求不用化學物質及外力侵入式的醫療,稱為自然醫學。

以科學實證方法為基礎,細分出以藥物治療為主的內科學與以手術治療為主的外科學。

輔助及另類醫學
美國國家輔助及另類醫學中心(NCCAM)將主流西醫之外的所有醫學體系,其中包含了各式各樣的醫療及健康體系、執業方式與產品,統稱為輔助及另類醫學。

主流醫學
成為現今世界上大家所推崇、使用最廣泛、最制度化的醫學,又稱西方醫學。

提供骨骼肌肉疾病與慢性病患新的治癒機會

在西醫成為主流醫療體系前，世界各地已充斥著各種類型的輔助及另類醫學，不同的地域、種族有其偏好的非主流療法，而採取此療法的疾病大多為骨骼肌肉疾病及長期慢性疾病。

輔助及另類醫學主要可分為五大類

美國國家輔助及另類醫學中心（NCCAM）在整合全球非主流醫學時，依據目的可定義為兩群：其一為輔助醫療，指可配合主流西醫一起使用的療法，並不直接取代西醫，主要的目的是在緩解病人的症狀，提升病人的生活品質。其二為替代醫學，目的為完全取代西醫的療法。再根據治療方式可分為五大類：①**輔助及另類醫學**泛指具有完整理論基礎及臨床實務的相關醫學，如中醫學、順勢醫學與印度醫學等。②**身心療法**是指能提升心靈能力的療法，如藝術療法及祈禱等。③**生物療法**是指用自然界的物質達到治療效果的醫療方式，如草藥、健康食品及維他命補充品等。④**操作及身體療法**是指操作移動身體一處或多處部位來達到治療效果的醫療方式，如按摩、整脊及整骨等。⑤**能量療法**則被細分為兩類，其一為**生物場療法**，利用自然萬物與自身的能量來治療，如氣功、合氣道及靈氣等；其二為**生物電磁場療法**，利用電磁能量來治療，如磁療。不同國家及不同年齡的人可接受的另類醫療均各有所好，當地文化及自身的醫學觀念也是影響選擇醫療方式的重要因素。

不同的地理、文化及歷史背景，療法各有差異

一般使用輔助與另類療法的疾病，以骨骼肌肉疾病及慢性疾病的患者最多，如下背痛、頸部疼痛慢性疼痛等。心理方面的疾病也會尋求非主流醫學的協助，例如焦慮、憂慮或是睡眠問題等。主要原因在於沒有急迫性，或是與西醫治療方式比較後，選擇另一途徑治療疾病；有些人也會將輔助及另類醫學與西醫治療同時進行，例如骨骼肌肉疾病的患者會同時進行物理治療與針灸來提高療效。此外，有些人為了增進健康或預防疾病，透過講求身心靈平衡的另類療法來調養生理機能。對於患有難治之症的患者，例如癌症，由於西醫有其治療的侷限，會希望能增加治癒的機會或是不願再接受西醫療法的痛苦過程，而去嘗試不同的輔助與另類療法。

●輔助醫學及另類醫學的種類

輔助及另類醫學
有別於目前西方醫學主流，具有完整理論基礎及臨床實務的相關醫學。

① **中醫**：以古代中國漢民族的傳統「陰陽五行」為醫學基礎，來診斷造成疾病的原因與後續的治療方式。
② **順勢醫學**：一種替代療法，原理是「以毒順毒」，並認為同類可以治癒同類為原則。例如切洋蔥和感冒症狀一樣都會打噴嚏、流眼淚，因此若將洋蔥稀釋製成製劑，刺激身體便能產生自癒能力。
③ **印度醫學**：認為人與自然不可分割，當兩者不協調時，人體機能就會出現問題，可以採用飲食、藥草、冥想和瑜珈的方式來治癒病情。

身心療法
提升心靈能力的療法，進而達到更好的生活品質。

① **藝術療法**：以藝術（包括繪畫、音樂、舞蹈、雕塑等藝術形式）為介質進行心理輔導與治療的方法。
② **祈禱**：以信仰的方式，祈求恢復健康。

生物療法
利用自然界的物質達到治療身體疾病的醫療方式。

① **草藥**：運用自然界的物質，如植物來治療疾病。
② **健康食品**：補充對於人體健康或疾病預防具有效果的成分。
③ **維他命補充品**：補充人體的必須營養素，以促進健康。

操作及身體療法
利用手指來操作或移動身體的一處或多處部位來進行治療。

① **按摩**：透過身體接觸，對皮膚下的肌肉進行積壓或拉伸的行為，以疏通經絡。
② **整脊**：以分筋彈撥、按壓疏理等整復手法作用於脊柱促進氣血通暢，使病椎恢復正常。
③ **整骨**：徒手對全身的軟組織和骨關節進行調整的治療方法。

能量療法
生物場療法及磁療是透過自然萬物與自身能量，又或者以電磁能量來達到治療效果。

① **氣功**：透過呼吸的調整、身體活動的調整和意識的調整為鍛鍊方法，以達到強身健體效果。
② **合氣道**：根源於日本大東流合氣柔術的近代武術，與天地之氣合一的修練方式，以強健體質。
③ **靈氣**：藉著引導能量，利用雙手把能量傳輸到受者，使受者身體恢復平衡，以舒緩壓力及改善健康狀況。
④ **磁療**：將治療的部位置於可變動的磁場中，試圖利用磁極產生的磁性對人體組織產生影響，來達到治療的目的。

輔助及另類醫療可補足西方醫療的不足，但也缺乏科學認證

輔助及另類醫學著重於身心靈層次的平衡與生活品質，讓病患能夠在治療疾病時，充分擁有自主權並感覺受到尊重，但由於目前輔助及另類醫學尚未有專業化的制度，因此容易導致重複就醫的風險及未經專業醫療人員評估治療的安全性。

輔助及另類醫學的優點

輔助及另類醫學能夠不失傳，表示一定有其特長，讓人們願意在西方醫學盛行的現今仍然繼續嘗試。輔助及另類醫學發展多元，讓病患有多種的醫療方式可選擇，且大多屬於較無痛式的治療，能讓長期身處病痛或是藥石罔效的患者接受。輔助及另類醫學關注的是患者的生活品質，以及身心靈面向的平衡，因此在醫療過程中，患者不但可以感受到對自身疾病治療的參與感與自主性，醫病互動關係也較具支持性、平等性及互惠性，不容易出現像是西醫醫師的權威感，或是由於病患對醫學知識的不了解而不願解釋病情的情況。現今主流的醫療型態，讓醫師看病時間縮短而降低與病患互動的機會，然而病患求醫過程不只需要生理上的協助與治療，在心理及社會各面向的因素也需要整體評估，因此，如果能藉由各種輔助與替代醫療，就可補足現今西方醫療過程只專注於疾病本身的缺點。

輔助及另類醫學的潛在問題

輔助及另類醫學的治療方法，由於體系繁雜、療效種類眾多，而難以科學化來確認其療效，例如整脊的療效要通過人體試驗來確認，有執行上的困難與風險，因為若是脊椎受傷的部位已不能再拉扯，此方式反而會傷害到神經系統。此外，西方醫學的完整醫療體系，也是輔助及另類醫學難以蓬勃發展的原因。現今醫療體制以西方醫學為主，以科學實證的方式明確地將醫療系統化與制度化，將病人置於安全的醫療環境下，相較於輔助及另類醫療，不管是醫療體制與治療方式都還需時間去改善與精進。但這也常造成喜愛另類療法的病患，同時間西醫與另類療法交錯使用，造成大幅增加藥物作用的複雜程度，而產生不良的副作用，例如心血管疾病的患者若是同時使用人蔘與抗凝劑，就會增加出血的機會。因此輔助及另類醫學應該更積極地推動整合醫療的制度，除了能免除醫藥濫用或重複就醫的情況，還能造福大眾獲得更有效與安全的醫療品質。

●從中醫看另類療法的發展

中醫的優點

- 中藥成分天然,藥性平和,副作用低,比較不會像一些西藥會導致昏睡或胃部不適。
- 著重整體性的治療,以及順應天時而配合季節時辰等的飲食變化,讓人能夠順著大自然的規律養生作息。
- 許多療法,例如針灸,能減輕患者的痛楚與不適,在提升生活品質上有好的效果。

中醫急需的改革方向

- 中醫在診斷及治療效果的驗證上,無法以科學數據來證明,可能造成病患在看病時有安全上的疑慮,因此必須將中草藥的藥效及針灸的功效等療效,以科學實驗加以證明。
  - 中草藥的科學化,鑑定有效的化學成分,並訂出安全使用劑量。
  - 以醫學實驗來研究中草藥的治療機制。
  - 許多療法,例如針灸、拔罐等,利用醫學的實驗證實其療效及安全性。
- 設立中醫訓練的計畫與正當管道,及建立合法的中醫醫療制度,讓國民於安全的情況下進行傳統醫療行為,例如讓推拿師或拔罐師取得專業證照等。

中醫未來發展

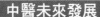

- 積極地運用中醫理論,投入預防及保健醫學,例如進行社區醫療、里民義診、養生保健演講等等。
- 成立中西醫聯合門診,結合西醫的科學化與中醫的人性化,發揮各自的特色,使醫療方式有更多元的選擇性。例如許多慢性病或骨骼肌肉疾病的患者,可以透過西方醫學檢驗的診斷結果,再搭配中醫療法來協助病患康復。

西方醫療重視活著的狀態，輔助及另類醫學重視活著的品質

西醫著重於身體疾病治療的效果及安全性，而輔助及另類醫學著重於病患身心靈的整體健康，相對於西醫的見病不見人，輔助及另類醫學的人情味及同理心讓患者更能在醫護過程中得到整體幸福感。

輔助及另類醫學著重於身心靈的整體健康

西方醫學的進步確實讓人的壽命得以延長，並解決了許多從前無法治療的疾病，例如已滅絕的天花。不過仍有一些難以解決的問題，像是西醫療法雖然對疾病治療有所幫助，但是卻無法完全根治各種慢性或退化性疾病，再者，西醫注重醫療效果，卻無法兼顧病患生活品質，使得病患想尋求輔助及另類醫學，希望能在打針吃藥的方法外，找到解除病痛的治療途徑，因為對於病患來說「活著的品質」比「保持活著」更為重要。實際上在醫療過程中是無法將醫病互動關係摒除在外，因此輔助及另類醫學特別著重於個人身心靈整合的「整體性治療」，讓病患透過自我對話、與他人互動，以及與環境的和諧共處，而體會到存在感與幸福感。另類醫療能讓治療方式變得更有人情味，也讓病患活得更有趣味，這些都是讓病患恢復健康與生活得有品質的重要元素。

醫病關係有別於西醫的權威與疏離

現今的西方醫學是實證科學下的產物，雖然強調醫療的安全性及效果，然而西醫的看病過程彷彿是排隊購票的方式，以及醫師只管身體不聽心理的態度，造成權威、疏離、不平等、匆促及儀式化等觀感，何況還有許多病患無法理解的西醫專業用語，使得西醫讓人難以親近。反觀輔助及另類醫學對於病患有著較高的同理心、支持性及平等性，提供病患在治療過程中，能夠體驗到較多的溫暖、情感交流、以及自主性、參與感、被尊重與價值感等，這些都是內在和平與生活幸福的重要指標。在另類療法的觀點裡，治癒疾病固然重要，但並非醫師關注的唯一目標，人性、尊嚴與同理心，才是讓患者願意親近的焦點。當西醫追求科學量化、效率下呈現出的冰冷感，使病患、醫師、和疾病三者的相互關係需要被重新認知、界定的此時，輔助及另類療法反應出現代人面對疾病、和醫病關係的需求，是值得西醫再次省思的重要議題。

●西醫與輔助及另類醫學治療方法不同

	西方醫療	西方醫療
症狀	持續性地出現入睡困難、容易驚醒，起床後有疲乏、頭腦不清、頭疼、頭暈等不適現象。	
診斷病因	認為是身體因素（如睡眠呼吸障礙）、環境因素（光線）、心理因素（焦慮或壓力）所造成的。	心神不寧、心有雜念、身體過於緊張無法放鬆才會導致失眠。
初步治療方式	**藥物治療先減緩症狀** 在尚未診斷出失眠的主要因素時，會先給予小劑量、短時間使用的安眠藥，或利用促進睡眠與環境的光暗週期同步的荷爾蒙（褪黑激素）藥品。	**練習摒除雜念以減緩症狀** 利用人體最舒服而不致入睡的坐姿打坐冥想，隨呼氣放鬆身體，練習把全身都放鬆下來，大腦才會放鬆，直到情緒完全平靜時，再回去睡覺。
進階治療方式	**找出失眠根因， 再進行治療** ●**生理治療**：先排除生理因素造成的失眠，如先治療打呼的症狀，改善睡眠品質。 ●**心理治療**：如果失眠的主因是由於情緒、神經衰弱、抑鬱等因素造成，有必要做適當的心理治療，以徹底解決潛在的問題。 ●**行為治療**：培養良好的睡眠保健習慣，使失眠不再發生，例如維持固定睡眠及起床時間、白天不可上床睡覺等。	**藉由各種方式來平靜心神** ●**腹式呼吸**：胸部不動，吸氣時腹部鼓起，呼氣時腹部下陷，呼吸的頻率要慢、沉、長，多把注意力集中在自己的呼吸上，時時刻刻去調整，有助於排除雜念。 ●**輔助跪姿嬰兒式瑜伽**：雙腳跪地，雙腿併攏，臀部坐在腳跟上，身體往下往前延伸，額頭貼地，雙手放在身體兩側，讓背部的壓力釋放，類似胎兒在母體內的姿勢，具有安神的效果。

結合西方醫療與輔助及另類醫療的長處，才能提高醫療品質與保障

對病患而言，能夠解決病痛的方法就是好方法，因此是否為主流醫學並不重要，如果能透過整合醫學的方式，將西醫與另類醫學的療法做結合，就能讓病患獲得適切且有品質的醫療方式。

整合主流與非主流醫學的必要性

美國國家輔助及另類醫學中心（NCCAM）認為，輔助醫療可用來配合主流西醫一起使用，並不直接取代西醫，主要的目的是在緩解病人的症狀，提升病人的生活品質。然而隨著慢性病的增加，使得醫療行為改變，輔助及另類醫學漸漸成為可以取代西醫的療法，因此也稱為替代醫學。目前美國國家輔助及另類醫學中心（NCCAM）已將主流西醫，以及一些已經在安全及療效上通過科學實證的輔助與替代醫療結合成為「整合醫學」。因為醫學的發展應是以維護人類的健康為目標，只要能提升健康與醫療品質的方法，都不應摒除在醫學之外，而加速輔助及另類醫學的科學研究，使其與西醫並用、截長補短，醫學也才能符合人的需求下，在對的發展方向上精益求精。

整合醫學目前發展現況

對病患而言，只要能解除病痛，不管何種醫療方式，都是好的療法。當西方醫學的醫病問題愈趨於明顯時，各種輔助及另類醫學就愈來愈興盛，也已開始以科學的方法提出臨床實證及醫學研究，逐漸形成一股醫學新潮流，並與西方醫學進行合作與互補。目前世界各國都已開始重視整合醫學，美國從一九八〇年就已設立國家輔助及另類醫學中心（NCCAM），來確保國民安全地使用另類療法，以及研究哪種療程適合與西醫結合，提供病患更好的治療方式。在歐洲地區，因為人民對保護自然環境的意識較為強烈，像是順勢療法、草藥醫學其實一直普遍地存在歐洲民間，因此德國、法國早已用嚴謹的科學方式，來探討這些傳統療法的可行性和安全性。在台灣也有許多醫院，將中草藥及針灸療法，搭配西醫一起使用。

● 整合西醫與另類醫學的治療方式

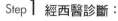

實例

中風是由於腦部供血受阻而造成腦功能損傷，導致永久性神經損害，若不及時診斷和治療可引發併發症和死亡。常見症狀有半側肢體癱瘓、身體感覺消失或感覺異常、不自主動作、失語症。

Step 1 經西醫診斷：

區分出血性或缺血性中風可由斷層掃描等診察來確認患者病因，再依病症施行治療。缺血性中風通常以抗凝血藥物治療；出血性中風需要神經外科進一步檢查來決定後續治療方式。

Step 2 早期先由西醫藥物控制病情：

區別中風的類型後，再用適合的藥物來控制病情，比如腦梗塞常會以抗血小板凝集或抗凝血藥物來治療。

Step 3 病情穩定後合併針灸進行復健：

因中風是無法完全治癒的，醫院對患者所做的治療也只能防止病情惡化。所以待病情穩定，可經由針灸治療，以促進後續的復健。

Step 4 針灸治療方式：

利用頭皮針刺激頭皮。頭皮的各個針刺區與大腦皮層有相關性，刺激頭皮可以活化大腦皮層。再針對病人的症狀來選擇穴道，例如下肢偏癱可取太沖、陽陵泉、足三里、三陰交、絕骨等穴位針灸。

整合療法的效果

針灸及西醫的合併治療，結果發現在肌肉僵直程度方面，接受整合治療的患者比只接受復健治療的患者在運動功能等方面有較明顯的進步。

冥想可改變大腦結構

冥想是一種瑜伽裡的心性鍛鍊法，在佛教中則稱為禪定或是禪那。其做法主要是透過將注意力集中一處不動、或是在心裡觀想特定圖案對象、如某一圖案景象維持不動，讓造成各種煩惱的起心動念，因為思緒、心志集中專注了，不會紛亂苦惱，進而釐清思緒、重整心志。一般認為冥想不只可以鍛鍊身體，更可透過深度的寧靜狀態來改變人的內在情緒，達到修身養性的效果。

近年來醫學領域也開始研究冥想對於身體健康的影響，實際上冥想也已實際運用在西方醫學所定義的輔助與另類療法當中，例如美國麻省大學醫學中心的附屬「減壓門診」，其所實行的「正念減壓療程」就是運用冥想的方式。病患藉由這樣的療程可以有效提升對疼痛的適應力、減少疼痛引發的負面情緒、也能治療或減低疼痛的程度、大幅提升病患的生活品質。現今許多醫學研究也都認為冥想對生理和行為都有積極的影響，其主要作用是放鬆身體，幫助消除身體不同部位的緊張感，並且能減緩壓力或是情緒所引發的疾病症狀。

美國麻薩諸塞州總醫院近年來在《精神病學研究：神經影像》期刊上發表一份研究，研究人員掃描十六名實驗者在實驗開始的兩週前及禪定打坐八週後的大腦結構，以核磁共振圖像記錄腦組織的情況，並做對比分析。禪定小組的成員經由每天進行平均二十七分鐘的冥想訓練後，結果發現已知腦部對於學習和記憶與自我意識、憐憫和反省有重要作用的海馬迴部位，其灰質神經組織密度明顯增加，除此之外，禪定小組的成員也發覺自身的壓力明顯減輕，在腦部分析的結果也相同地發現，與產生焦慮和壓力相關的腦組織結構杏仁核，其灰質神經組織密度減少了。

這項研究小組的成員布麗塔・霍賽爾提到：「大腦組織可以重塑非常引人關注，只需透過冥想打坐，就可以在大腦結構中發揮積極的作用，並可增加冥想者的幸福感和提高生活品質。」此項冥想研究提供未來許多醫療方向的可能性，如防治壓力有關的疾病或是創傷後壓力症候群等。

第 11 章

不斷進步的醫學

隨著各種生物、材料等科技的進步，醫療技術也隨之加速前進，許多現今無法醫治的疾病，未來或許都能因新的醫學技術而克服；然而在醫療進步的同時，仍不能遺忘人性的根本，醫療倫理也應隨之檢討與向前邁進。

醫學前進的動力

當書本知識無法解決問題時，必須以科學實證來更新知識

醫學書裡記錄的都是當時已知的知識，但疾病的複雜與變化，都讓醫學必須不斷地驗證過去的知識，尋求更佳的治療方法，如此醫學才能持續進步。

醫學書的內容都是已知的知識

醫學面對的是人命關天的問題，在治療的過程中醫師除了要小心評估治療方式的安全性及適當性之外，還必須時時觀察病患的治療反應、產生症狀的每種細節，進而修正改進治療方法。醫師是以過去書本中習得的知識做為參考原則，根據不同病患的現狀來適時更換最佳的療法。但即使是同樣的疾病，在不同患者的臨床表現上也會有所差異，治療方式無法千篇一律，況且隨著環境的改變，疾病也會演化，出現新的疾病型態。書本中的知識固然記錄當時對於疾病的最新了解程度，一旦有新的致病因素出現時，醫學就得從頭累積該疾病的知識，建立新的醫療方式，甚至因此改變既有的醫療觀念和手法。例如導致傳染性海綿狀腦病（狂牛病）的致病因子普恩蛋白被發現時，就打破過去醫學病原研究中認為「所有病原菌需具備核酸才能進行自我複製及感染宿主」的假設，因為普恩蛋白只是一小段結構折疊出錯的蛋白質，但是卻有感染致病的能力。

醫療照護及衛生管理體系必須不斷改進

隨著疾病的多樣性與變異性，許多疾病往往會影響多個器官或系統，因此看病模式已經不能像過去一樣，用一病看一科的方式來治療。為了因應疾病的演進，目前有許多醫院已設立合併醫療照護的制度，也就是一位病患同時有兩位不同專科的主治醫師來照顧，透過整合性的診斷來治療疾病。另外，以二〇〇三年台灣發生的高傳染性的嚴重急性呼吸道症候群（SARS）疾病為例，凸顯當時醫療照護及衛生管理體系的漏洞，未能將被感染者即時通報相關單位以進行隔離措施，而醫院內醫療人員又自我保護失當，使醫院從治療病患的場所變成傳播病毒的場所。有此前車之鑑，傳染病的通報體制及醫院內的感染管控措施成為首要改善的目標，各種傳染病衛生教育與宣導也更受到重視。

●醫學知識的進步

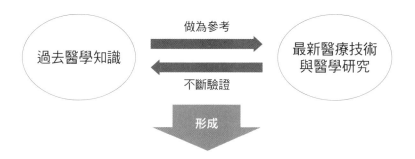

過去醫學知識 ←→ 最新醫療技術與醫學研究

做為參考
不斷驗證

形成

- 最先進的醫學知識。
- 更精準安全的治療方式。

以提升癌症的醫療技術為例：

了解相關疾病的醫學知識

例 ●癌症是身體出現異常的腫塊。
- 此腫塊會轉移至身體不同部位。
- 過去最早認為沒有適合的治療方法。

參考既有的醫學治療方式

例 ●以顯微鏡觀察腫塊組織切片。
- 直接以外科手術切除腫塊。
- 以放射線破壞癌細胞。

不斷研究致病機制，更新醫學文獻

例 ●研究癌細胞與正常細胞的差異，以尋找治療的方式及藥物。
- 開發早期癌症篩檢的生物標記。
- 開發各種觀察與定位癌症腫瘤發生位置的醫學影像技術。

建立最新醫學知識與治療方式

例 ●運用副作用低的化療藥物，或是新型標靶藥物進行治療。
- 運用各種醫學影像技術，提高外科手術切除癌細胞的完整性。
- 定期健康檢查篩檢癌症的生物標記，以提前預防及治療。

醫療體系的分工與整合

醫學專科的分工及團隊整合，提供病患更專業及全面的服務

醫療體系透過各專科的分工提供各類患者專業及嚴謹的治療，再藉由不同醫療中心整合各種醫療資源提供特定疾病完整與全面性的照顧。因此，隨著醫療體系的整合，針對特定族群及疾病的患者都能夠接受到更高品質的照護。

從專業分工走向醫療整合

隨著科技的發展與進步，人類對於各種疾病了解愈來愈深入，各種醫療方式也變得更加嚴謹，因此醫療體系開始往分工更專精的方向前進，目的是讓每個專科醫師能夠熟練其專業領域，運用於臨床治療上。但是在檢討現代醫療體制時也發現，專業分工常會有延誤病情、或是造成病人重複用藥的情況，如多重慢性病患，需要到不同門診看病、拿藥，造成重複或不當的用藥治療。因此醫療體制開始提供整合式的照護服務，整合醫院各專科的醫療資源，除了減輕病人往返醫院奔波時間外，也可大幅減少重複用藥、檢查等所造成的醫療浪費。如近年來各醫院所設立的家庭醫學科，就是以家庭為單位，讓醫師能夠提供整體性、協調性及預防性的健康照顧。還有新設立的老年醫學科，則是針對常見老年病症及功能喪失的老年人族群，著重提供長期照護的措施。

整合醫療中心的設立

醫療體系雖然分工愈來愈精細，但不表示各專科醫師在面對疾病時是單打獨鬥，尤其許多醫院紛紛設立醫療中心，如癌症中心、骨髓移植中心、不孕症中心、口腔醫學中心等，透過不同科別的合作，逐步朝醫療體系整合推進。醫療中心成立的目的，在於可運用團隊的力量針對某類型的疾病或族群進行完整性的治療、照護、研究或開發更好的治療方法。像是許多醫院中均有設立的癌症中心，其中除了包含癌症專科的醫療人員來負責患者的治療照護之外，還會有癌症領域的專業研究人員進行癌症的研究。透過醫療中心的設立，也能夠拉近臨床治療與基礎醫學研究的距離，讓基礎研究更能運用於臨床治療上。例如胃癌研究人員藉由長期研究及統計，發現 X 基因型的患者透過 A 藥物的治療，能獲得更好的治療效果，臨床醫師便能從這項研究成果，事先檢查胃癌患者的基因型，再決定是否要使用 A 藥物進行治療。

●醫療體系的分工與整合

臨床醫學的專業分工主要依身體部位與醫療方式來區分。

容易有延誤病情、重複用藥以及醫療浪費的情況發生。

內科

細分為：
- ●心臟內科
- ●腎臟科
- ●腫瘤科
- ●精神科
- ●過敏免疫風濕科
- ●肝膽腸胃科
- ●血液科
- ●內分泌科
- ●復健科

外科

細分為：
- ●胸腔外科
- ●血管外科
- ●婦產科
- ●移植外科
- ●耳鼻喉科
- ●骨科
- ●心臟外科
- ●神經外科
- ●泌尿外科
- ●眼科
- ●牙科
- ●整形外科

在既有專業分工上，再另行整合，以利解決重複就醫與用藥的問題，提供整合治療。

整合

臨床醫學的整合方式

依特定族群區分
針對需要持續性及協調性診斷與治療的族群。

例如

●家庭醫學科
建立家庭醫師制度，為民眾的基礎健康把關。

●老人醫學科
提供老人整體身心健康評估，若需要更專業的診斷，會再轉介其他專業科別。

●婦女醫學科
將常見的婦女疾病整合為一個門診專科，提供多樣化的醫療服務，免於奔波轉診的困擾。

依疾病類型區分
根據現代人常見或棘手的疾病專門設立的醫療中心。

例如

●癌症中心
癌症資源中心的專門科別，以醫療團隊來治療各種癌症，提高治癒率。

●骨髓中心
建構骨髓資料庫，進行造血幹細胞配對、移植與技術研發。

●不孕症中心
專門治療不孕症的夫婦，提供試管嬰兒等人工方式協助生殖。

新藥開發的困難與費時

藥物管理法的嚴謹把關，讓患者安心地服用藥物

藥物是最直接使用於人體的醫療方式，也因此在新藥物的開發上不能只看療效，對於藥物引發的副作用或不良反應更需要以嚴格的法律規範，如此才能夠讓藥物安全地在臨床上使用。

藥物上市的三大流程

因為藥物是直接使用於人體，藉以改變人體病理及生理機轉，除了藥物對特定疾病的療效外、藥物本身是否安全、會不會造成其他生理傷害，都對人體健康有著重大影響。目前台灣對於藥物上市販售的流程，大致上分為三步驟：①進行臨床及非臨床試驗的安全及有效性測試；②整理該藥品的實驗數據，向衛生署提出申請進入人體臨床試驗（IND）和新藥上市許可（NDA）；③衛生署審核 IND 與 NDA 的申請，核可的藥物才能上市販售。雖然所有的新藥都經由上述的上市申請程序，但是每種新藥要通過上市申請的過程及試驗內容，包括臨床試驗與非臨床試驗的形態與數量都不相同。例如調整已核准藥物的化學結構式只要通過較簡易的臨床試驗就能上市，但如果是全新的化學結構藥物就需長時間及嚴格的試驗過程。

投資大、周期長、風險高的新藥開發過程

以美國食品藥品監督管理局（FDA）的數據做統計，從藥物篩選階段開始計算，平均每五千～一萬種化合物中僅有一種能夠成為上市的新藥，絕大多數的候選新藥都因藥效不理想或毒性副作用太大而在研發的後期被淘汰。新藥開發過程中，要通過每一階段的檢測，難度都是很高的。一個新的化學實體藥物的開發周期大約在十年以上，且成本大約在十億美元以上，由於新藥研發至上市的時程漫長，無法預測及控制的不確定因素眾多，因此所有過程中只要出現任何問題，之前的研究與投資就幾乎全軍覆沒，要完成整個新藥上市流程的成功率僅約○‧○一％～○‧○二％。目前在國際間已經建立了對藥物檢測的標準，但藥物要在任何一個國家銷售，都還要再通過該國的藥品管制法的管理系統，所以能夠在臨床上使用的藥物，實際上已經通過千錘百鍊的檢驗，讓醫師及病患可安心使用了。

● 台灣的藥物研發與上市流程

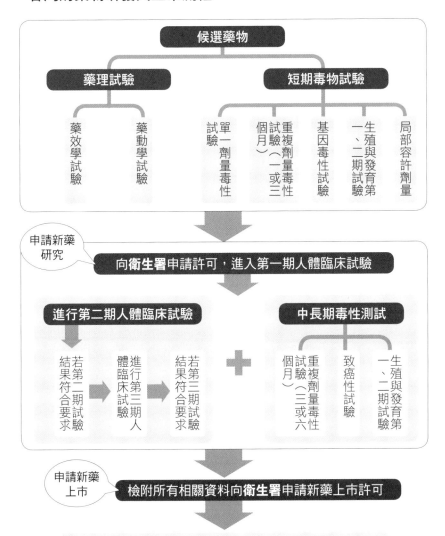

進入第四期人體試驗（追蹤調查新藥上市後的不良反應）

什麼是候選藥物？
新藥研發是先選定某項疾病的致病機制路徑後，透過各種實驗篩選出可能影響此路徑的「作用標的物」。例如先合成出各種可能產生作用的化學結構分子後，將其作用於細胞，再測定何者的活性較高且毒性較低，即為候選藥物。

標靶治療

能阻斷癌細胞的生長、遺傳基因或訊息傳遞路徑的藥物

標靶藥物是由新的藥物設計方法，所開發出更為安全的癌症治療藥物，能夠更專一地針對腫瘤細胞進行毒殺，並且同時降低對正常細胞的傷害，也是未來對於其他疾病在藥物開發時的新方法。

針對癌細胞做成的標靶藥物

標靶藥物治療設計的原理，是找出腫瘤細胞與正常細胞在遺傳組成上的不同點，設計出專門攻擊腫瘤細胞的藥物。目前標靶藥物主要是針對與腫瘤生長相關的接受體、基因或訊息傳遞路徑以及腫瘤血管新生因子等。由於標靶藥物不會攻擊正常的細胞，通常對病患的健康狀況的影響也會比較小，相較於傳統化學療法也比較不會有一般常見的副作用，如噁心嘔吐、血球抑制或掉髮等。目前標靶藥物大致上可分為三大類，分別為①抑制血管新生作用，以切斷腫瘤細胞的營養供給使癌細胞死亡，例如用於結腸癌的藥物癌思停（Avastin）。②阻斷腫瘤細胞訊息傳遞的路徑，進而阻斷腫瘤細胞生長與分裂的過程，例如治療非小細胞肺癌的艾瑞莎（Iressa）。③針對腫瘤細胞表面可誘發免疫反應的抗原進行標靶治療，即使用單株抗體（單一種類型的細胞製造出來的抗體）找尋腫瘤細胞的表面抗原，再透過體內免疫系統來毒殺癌細胞，例如治療惡性淋巴瘤的莫須瘤（MabThera）。

對症下藥使藥物更安全有效

目前常見的癌症治療方式為化學療法及放射線療法。化學療法是基於癌細胞增殖快於正常細胞的原理，利用抗癌藥物阻斷細胞分裂的機制，以抑制癌細胞的生長，但是化療藥物一般都不專一，抑制癌細胞的同時也會殺死進行細胞分裂的正常細胞。放射線治療是依據大量的放射線所帶的能量來破壞細胞的染色體，使細胞生長停止，所以可用於對抗快速生長分裂的癌細胞，但同樣也會破壞正常的細胞。標靶藥物的出現，可以避免傳統化療及放射線治療時，藥物不分敵我的缺點，這也是目前對於癌症治療較為安全的治療方式。此外，標靶藥物的特點不僅局限於抗癌藥物上，還包括提升一般藥物對目標組織的專一性、活性、和滯留性，降低藥物對正常細胞的毒性、減少使用劑量，卻可以提高藥物的治療效果。

●傳統治療與標靶治療的比較

傳統治療原理

1. 化學療法：
藉由癌細胞的增殖快於正常細胞的特性，藉此阻斷細胞分裂的機制，以抑制癌細胞的生長。

2. 放射線治療：
由於放射線能量可破壞細胞染色體，使細胞生長停止，因此用來對抗快速生長分裂的癌細胞。

藥物作用

●阻斷細胞分裂的機制，一般不具專一性。

●會同時殺死進行細胞分裂的正常細胞，進而傷害分裂以維持正常功能的健康組織及細胞。

副作用
傷害毛髮基部細胞和腸黏膜細胞，使病人常有掉髮及嘔吐等症狀。

標靶治療原理

●找出腫瘤細胞與正常細胞在遺傳組成上的不同點。

●設計出專門攻擊腫瘤細胞的藥物。

●針對的標靶，包含腫瘤生長相關的接受體、基因或訊息傳遞路徑及腫瘤血管新生因子等。

藥物作用

●抑制血管新生作用，切斷腫瘤細胞的營養供給，使癌細胞死亡。

●阻斷腫瘤細胞訊息傳遞路徑，進而阻斷腫瘤細胞生長與分裂的過程。

●用單株抗體找尋腫瘤細胞的表面抗原，透過自身的免疫系統來毒殺癌細胞。

副作用
腸胃不適、痤瘡狀疹、手腳發紅、腫脹等。

基因治療

修復核心指令的 DNA，
來根治終端異常的蛋白質

現今仍有許多無藥可醫的疾病，治療方式只能從改善症狀方面下手，基因治療追求的是能夠治標也能治本的醫療策略，雖然在安全方面還有待評估及改善，卻不失為遺傳疾病的一道曙光。

以基因治療來根治遺傳疾病

　　生物中遺傳訊息的標準流程，其描述為「DNA（去氧核糖核酸）製造 RNA（核糖核酸），RNA 製造蛋白質」，其中最核心的指令就是 DNA。所謂的基因是指一串 DNA 密碼，如果 DNA 密碼發生異常，就會關係到終端的蛋白質發生異常，遺傳疾病也就是源於基因的錯誤才導致疾病症狀的產生。例如苯酮尿症的患者因體內基因異常無法產生苯丙氨酸羥化酶，使得食物中的苯丙氨酸無法轉化為酪氨酸，結果導致大腦內苯丙氨酸聚集，從而影響患者的大腦發育。基因治療的目的是從最根本的錯誤位置進行修復，利用生物技術將完整的正常基因送入適合的細胞內，藉由基因重組的過程正確地嵌入染色體，將有缺陷的基因修復，恢復後續蛋白質的功能，使相應的疾病順勢而解。

技術的創新是基因治療要克服的難題

　　基因治療與傳統常規治療的區別在於，一般傳統常規治療方法只是將基因異常而導致的各種症狀減緩，而基因治療則是針對疾病根源異常的基因本身。理論上基因治療能從根源處治癒一些現有的傳統療法不能解決的疾病，如癌症和基因缺陷或缺失的遺傳性疾病。而且早在一九九〇年已有首次的基因治療，由美國國家衛生研究院（NIH）的安德生及布里茲等人所領導的治療團隊，對一位罹患嚴重免疫缺陷綜合症的患者進行基因治療，也有獲得一定的成果。但是，時至今日，基因治療卻還是屬於新的技術，在安全上尚有疑慮。主要是因為攜帶送入目標細胞內的 DNA 序列片段很大，並且要將其置於基因組中的正確位置，技術上仍有諸多困難，基因送入後是否可與其他原有的基因相互合作並精確地作用，都是治療能否成功的關鍵。再者，倫理關係上的爭議也是發展瓶頸之一，目前基因治療的目標細胞主要為體細胞，生殖細胞則因挑戰既有的倫理關係，尚無法進行。

●基因治療的原理

Step 1 **先取得患者的細胞，找出細胞核中異常的基因片段**

> 例 抽血取得血球，再純化出其 DNA，增幅放大出所需的基因片段，進行基因定序，找出細胞核中異常基因片段。

細胞核　　　　　　　異常基因片段

Step 2 **培養正常基因片段**

> 例 需先取得未患有該疾病的正常人的細胞或組織，相同先純化出 DNA，增幅放大出所需的基因片段。

細胞核　　　　　　　正常基因片段

正常基因片段
植入
異常基因片段

Step 3 **將正常基因片段植入異常基因片段中**

方法一 體外進行	方法二 體內進行	方法三 基因改造
將患者異常的體細胞導入正常基因片段。	將正常基因片段直接送入身體內的體細胞中。	將健康的基因植入精子、卵細胞或尚未分化的胚細胞中。
將具有正常基因的細胞輸入回體內。		治療下一代的異常基因，解決子女患有基因缺陷的問題。

修復缺陷的基因，使 DNA → RNA → 蛋白質的表現正常，讓疾病所造成的症狀減輕或消失。

原本異常片段已恢復正常

健康的基因會取代不健康基因的功能，改造下一代的基因。牽涉倫理層面，例如基因治療與「品種改良」有何差別，因此被禁止研究。

再生醫學與幹細胞

利用醫學技術培養器官與組織，解決器官捐贈不足的問題

人體有許多組織及器官是受損後就無法修復與再生，然而再生醫學科技的進步已經能控制幹細胞，與透過組織工程建構出可替代原本身體組織的治療方式，未來將能解決許多現今難以克服的疾病。

再生醫學主要涵蓋幹細胞與組織工程兩大類

　　廣義的**再生醫學**是指運用藥物或其他方式，來刺激體內原本的組織或器官再生的方法；狹義的定義是指在體外製作具有功能的身體器官或組織，用於修復或是替換身體內因老化、受傷、手術、疾病或遺傳因素所造成功能異常的器官或組織。再生醫學的治療方式，通常是先在實驗室中培養身體內的組織或是器官後，再安全地移植至病患身體中，其最大的目標在於解除器官捐贈不足的問題。再生醫學以幹細胞與組織工程為二大主軸，需廣泛整合細胞學、生化、分子生物、移植生物醫學、材料學、工程學、外科學及臨床醫學等科學。幹細胞技術目前朝著生產出替代性的生醫材料、或藉由組織工程發展出活組織取代物、甚至更進一步的培養所需的組織及器官，來解決許多重大疾病。

了解幹細胞生長及分化的路徑，才能操控幹細胞的走向

　　幹細胞又名母細胞，是指一群尚未完全分化的細胞，同時具有分裂增殖成另一個與本身完全相同的細胞，以及分化成為多種特定功能的體細胞能力，也具有再生各種組織器官的潛在功能，例如細胞可以分化成為肝臟、軟骨、肌肉等組織細胞或是神經系統的神經細胞。依據它分化潛能可區分為以下四種：①**全能幹細胞**，是指具有發展成獨立生命個體能力的幹細胞，如受精卵；②**多功能幹細胞**，是全能幹細胞所分化，無法發育成一個個體，但具有可以發育成多種組織或器官能力的幹細胞；③**多潛能幹細胞**，為多功能幹細胞再往下分化，可特化成特定組織的幹細胞；④**專一性幹細胞**，只能分化為一種細胞類型的幹細胞。運用幹細胞的技術於再生醫學，首要之務就是必須了解左右幹細胞生長及分化的各種因子及路徑，才能夠控制幹細胞往最終我們想獲得的組織去分化，當我們給予不同環境的訊息刺激，幹細胞內部基因就能藉由基因的「開關」而操控幹細胞的走向。

●再生醫學的應用方式

Step 1 **取得患者的骨髓或臍帶血等富含幹細胞的樣本來源。**

取得退化性關節炎患者的骨髓中幹細胞樣本來源。

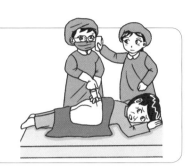

Step 2 **將幹細胞從樣本中分離純化。**

分離純化出間葉系幹細胞。

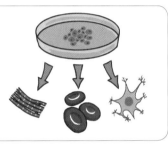

Step 3 **運用組織工程技術在實驗室培養身體內的組織或器官。**

在實驗室培養身體內的軟骨細胞。

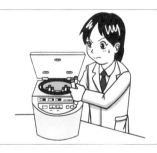

Step 4 **再將建構好的組織及器官植入患者體內，以修復及治療異常的部位。**

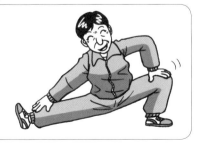將分化後的軟骨細胞進行移植到患者的關節，使得膝關節功能恢復。

骨髓與臍帶血移植

主要治療血液相關疾病，
依據取得幹細胞的來源不同而分

骨髓與臍帶血移植，兩者均為幹細胞移植的一種，都可運用於治療血球異常的相關疾病，主要差別在於取得的來源不同，雖然二者的方式各有優缺，但在幹細胞技術持續發展下，必然會有更廣泛的治療用途。

骨髓移植治療的限制

骨髓位於骨骼的腔室中，富含造血幹細胞可分化產生不同的組織，是重要的造血及免疫器官。

骨髓移植是目前主要治療血液疾病的方式，依供給來源可分為自體及異體骨髓移植。**自體骨髓移植**是只要患者的骨髓正常，未被癌細胞侵犯，可立即先將其骨髓抽出後冷凍儲存，待患者接受高劑量化學治療後，以輸血的方式移植回病人體內。而**異體移植**則需要病患與捐髓者的六種白血球 HLA 抗原都必須完全符合才能移植，否則便會產生嚴重排斥。要找到擁有完全相同HLA 抗原的人機率很低，同父母的兄弟姐妹為二十五％，非血緣關係者為數百至數萬分之一。骨髓移植的方式為先對患者使用大量的抗癌劑，並進行放射線照射將病患的造血組織和癌變細胞根除，此時造血功能被完全破壞，之後再將正常的骨髓透過靜脈注射進行移植，如果順利約兩周左右時間，注入的正常造血幹細胞將會生長，並製造正常的血液而治癒疾病。

臍帶血移植

臍帶血是指新生兒出生時，仍留在已切斷的臍帶及分離後胎盤中的血液，藉由現今生物技術的進步，發現這些部位內含很多造血幹細胞，可以做為增生造血幹細胞的來源，並替代骨髓移植捐贈者的不足。臍帶血免疫性質與骨髓不同，故臍帶血移植時比較不會產生「移植物對抗宿主」的重大不良反應，只要HLA 抗原有五個（甚至三～四個）相符，就可以用來移植。臍帶血中的造血幹細胞以治療血液相關疾病為主，與骨髓移植能夠治療的疾病類似。相較於骨髓移植，臍帶血取得容易且採取過程對捐贈人沒有任何危險或者疼痛，對母體及嬰兒都不會發生不良影響，而臍帶血移植的成功率也不會比骨髓移植低，是良好幹細胞取得的來源之一。

●骨髓與臍帶血移植比較

骨髓移植

正常成人的骨髓中含有豐富的幹細胞。骨髓供給的來源可分為：自體骨髓移植、異體骨髓移植。

臍帶血移植

嬰兒出生後遺留在胎盤和臍帶中的血，富含許多幹細胞，是人類製造血液及免疫系統的主要來源。

【優點】

●自體移植只要患者的骨髓正常，未被癌細胞侵犯，即先將骨髓抽出後冷凍儲存，待患者接受化學治療後，以輸血的方式移植回病人體內。
●幹細胞於冷凍保存的費用較低，無保存時間上的問題。

【缺點】

●捐贈者需接受全身麻醉以進行骨髓的抽取，過程耗時且較具危險性。
●異體骨髓移植的捐贈者來源困難，配對成功機率很低。

【優點】

●臍帶血移植比骨髓移植較少發生排斥反應。
●臍帶血取得容易，採取過程對捐贈人沒任何危險或疼痛。
●臍帶血幹細胞可以預做庫存，縮短尋找合適捐贈者的時間。
●相容性高，較無配對上的問題。

【缺點】

●臍帶血收集的醫療費用，加上每年的冷凍保存費用，是一筆大數目。
●儲存臍帶血的機會一生只有一次。
●臍帶血所含的幹細胞數目不足，對一位成人個體而言，有些人是不夠用的。

適應症

骨髓及臍帶血移植，均可治療各種血液與代謝方面等疾病：
①**血液疾病**：再生不良性貧血、海洋性貧血等。
②**惡性疾病**：急性白血病、慢性白血病、淋巴癌等。
③**先天代謝缺陷**：腦白質腎上腺營養不良症、黏多醣症等。
④**免疫缺乏病變**：嚴重複合免疫缺陷症、慢性肉芽腫等。
⑤**身體免疫疾病**：紅斑性狼瘡、風濕性關節炎等。

醫療倫理

以人為出發點，解除醫學科技與人性需求的衝突

醫療行為雖然只是醫師對病患身體疾病進行治療的一段過程，然而醫病關係仍然脫離不了「人」的本質，所以醫療環境中必會出現病患權益取捨的困難，因此藉由醫學倫理學，可讓醫護人員有得以依循的原則。

醫學倫理學是為了保障所有病患的權益

　　倫理是「指導我們去判斷什麼行為對具有感情的生物而言，是有益或是有害的一套概念和原則」。醫學倫理學在探討醫學領域中所有的倫理問題，以解除醫學科技與人性需求的衝突，並可幫助醫護人員在處理臨床醫療過程時，能做出對病患最有利益，及最能符合道德倫理規範的醫療決策。醫學倫理學有以下四大基本原則：①自主原則，尊重病患自主意願的原則，如病患無法表示意願時，則應尊重法律代理人之意願。②不傷害原則，不使病患的身體、心理與物質受到傷害。③行善原則，對病患履行善行，盡量考慮並選擇對病患最有利的事情。④公平原則，以公平與正義的方式，對待病患、家屬及有相關的第三者，強調公平原則主要是為了保障所有病患的權益。四大基本原則都圍繞著「病患為中心」的觀點，藉由醫學倫理規範強制要求醫療行為的正當性，以維持醫療環境人際關係的和諧。

醫學行為應該配合「實證醫學」來執行

　　經由檢討與改進醫學倫理，目的是要減少醫師與病患間的摩擦，使醫療環境與行為更合乎人性，因為唯有做到以「病患為中心」，才能真正提升醫療品質。醫療如果缺乏醫學倫理做為根基，醫療品質將受到影響，病患安全也必然跟著出問題，例如醫務人員沒有徹底滅菌及消毒醫療器具，如呼吸器、導尿管等，造成疾病交互傳染給住院病患。除了醫學倫理的規範，醫療行為也應該配合「實證醫學」來執行，根據嚴謹的科學研究證據，並良知地、明確地、明智地採用目前最佳的科學證據，做為照顧病患臨床決策的參考，當所有醫護人員盡其所能達到「醫學倫理」的規範與以「實證醫學」為依據，整合二方面的各個要求，便能得到目前對病患而言最合適的診斷及最有利的治療方式，也讓醫療環境在科學及人性之間達到平衡與和諧。

●醫學倫理的原則與目的

醫學倫理

行善原則
在不傷害他人之外，醫療專業人士要求要進一步關心並致力提升他人的福祉。

不傷害原則
維持良好的臨床知識及技術、謹慎地執行，以達到適當的照顧標準，避免讓病人承擔任何不當的風險。

自主原則
尊重個人自主的選擇，如病患無法表示意願時，則應尊重法律代理人的意願。

公平原則
醫療資源（分配性之正義）、尊重人的權利（權利正義）及尊重道德允許的法律（法律正義）。

實證醫學

良知的
要爭取病患最大的權益。

明確的
依據科學的精神與方法。

明智的
不隨便接受未經求證的說法。

以病患為中心，讓病患得到目前最合適的診斷與治療方式。

未來訂製人類的可能性

　　早在一九九六年人類已成功經由成年的動物體細胞，複製出第一隻哺乳類動物——綿羊桃莉，而在二○○一年人類基因（DNA）圖譜也已完成基因定序，但是生醫領域的科學家是否可能利用這些知識及技術來改造現有的人體基因，從而導致所謂的「訂製人」甚至是「複製人」的出現？

　　依據目前現有的基因技術來說，已可以達到透過基因晶片掃描測試，篩選出罹患癌症或心臟病等機率較高的人，以提早防範疾病發生；也能夠進行基因治療，將造成疾病的異常基因進行修復以達到根除疾病的療效。在藥物的使用上，也可以針對不同基因型的人搭配其適合的藥物，以上都是基因知識及技術進步後，對於克服人類疾病所帶來的許多好處。再者，目前幹細胞研究已能操控幹細胞往所需的體細胞進行分化，如果再配合複製技術，就能發展出各種治療方法，例如對於血癌患者而言，只要複製出患者自身的胚胎細胞，再將胚胎誘導為造血幹細胞，就能夠在完全不會發生排斥的情況下，直接進行骨髓移植而達到治療的目的。從各方技術層面來看，人類已幾乎可以掌握操控基因及細胞的方法，以此發展下去，未來還可能可以任意複製出想要的生物體。

　　然而，在二○○五年聯合國通過一項宣言，呼籲各國政府禁止包括醫學研究在內的各種人類複製行為，禁止一切傷害人類尊嚴的人類複製。這項看起來對人類有很大好處的生醫技術受到爭議的原因在於技術、道德和法律等因素均尚未健全所致。目前的複製技術雖然能成功製造出生物體，但是複製體都會有些缺陷存在，例如綿羊桃莉有快速老化與關節的問題。在道德方面，因為胚胎能實際發展為個體，為了進行胚胎的研究而犧牲許多胚胎似乎有謀殺生命及人權的疑慮。在法律上也難以界定胚胎應否視為生命，以及複製技術的目的是否真的是為了進行醫療行為。

　　在各種方面的限制下，目前對於人類胚胎的研究也遭受停滯，然而科技一日千里，人類早晚都得面對複製人類的抉擇，許多學者也擔心若不及早將此技術合法化與立法嚴格監督，祕密進行的複製人實驗會對人類帶來更多層面的危害。而為了配合生物醫學的進步，既存的道德觀念與法律勢必要隨之大步向前，才能夠因應未來的發展需求。

國家圖書館出版品預行編目資料

圖解醫療 / 楊朝傑作. -- 修訂一版. -- 臺北市：易博士文化, 城邦文化出版：家
庭傳媒城邦分公司發行, 2019.06
　　面；　公分
ISBN 978-986-480-086-5(平裝)
1.醫學
410　　　　　　　　　　　　　　　　　　　　　　　　　　　108008794

DK0090

圖解醫療【更新版】

作　　　　者／楊朝傑、易博士編輯部
執　行　編　輯／潘玫均、呂舒峮
企　劃　提　案／蕭麗媛

業　務　經　理／羅越華
總　　編　　輯／蕭麗媛
視　覺　總　監／陳栩椿
發　　行　　人／何飛鵬
出　　　　版／易博士文化
　　　　　　　城邦文化事業股份有限公司
　　　　　　　台北市中山區民生東路二段141號8樓
　　　　　　　電話：(02) 2500-7008　　傳真：(02) 2502-7676
　　　　　　　E-mail: ct_easybooks@hmg.com.tw
發　　　　行／英屬蓋曼群島商家庭傳媒股份有限公司城邦分公司
　　　　　　　台北市中山區民生東路二段141 號11樓
　　　　　　　書虫客服服務專線：(02) 2500-7718、2500-7719
　　　　　　　服務時間：週一至週五上午09:30-12:00；下午13:30-17:00
　　　　　　　24小時傳真服務：(02) 2500-1990、2500-1991
　　　　　　　讀者服務信箱：service@readingclub.com.tw
　　　　　　　劃撥帳號：19863813
　　　　　　　戶名：書虫股份有限公司
香 港 發 行 所／城邦（香港）出版集團有限公司
　　　　　　　香港灣仔駱克道193號東超商業中心1樓
　　　　　　　電話：(852) 2508-6231 傳真：(852) 2578-9337
　　　　　　　E-mail: hkcite@biznetvigator.com
馬 新 發 行 所／城邦（馬新）出版集團 Cité (M) Sdn. Bhd.
　　　　　　　41, Jalan Radin Anum, Bandar Baru Sri Petaling,.
　　　　　　　57000 Kuala Lumpur, Malaysia
　　　　　　　Tel: (603) 9057 8822
　　　　　　　Fax:(603) 90576622
　　　　　　　email:cite@cite.com.my
美　術　編　輯／簡至成
封　面　構　成／簡至成
製　版　印　刷／卡樂彩色製版印刷有限公司

■ 2013年8月13日初版（原書名為《圖解醫學》）
■ 2019年6月25日修訂一版（更定書名為《圖解醫療更新版》）
■ 2021年3月2日修訂一版2.2刷

ISBN 978-986-480-086-5
定價400元　HK$ 133
Printed in Taiwan

城邦讀書花園
www.cite.com.tw